母嬰芳療：給媽咪和寶寶的精油照護全書

— 以安全且天然的配方，伴您走過懷孕、生產及孩童照護的療癒之旅

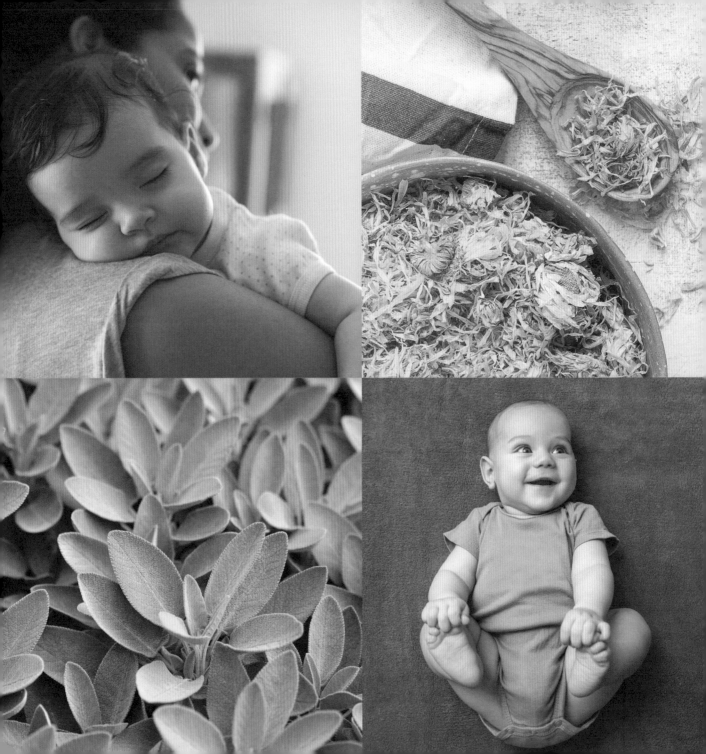

THE COMPLETE BOOK OF
Essential Oils for Mama & Baby
Safe and Natural Remedies for Pregnancy, Birth, and Children

： 母 嬰 芳 療 ：

給媽咪和寶寶的精油照護全書

— 以安全且天然的配方，伴您走過懷孕、生產及孩童照護的療癒之旅

作者 克莉絲汀娜·安西斯 Christina Anthis

譯者 黃育歆 Vika

母嬰芳療：給媽咪和寶寶的精油照護全書
一以安全且天然的配方，伴您走過懷孕、生產及孩童照護的療癒之旅

作　　者　克莉絲汀娜·安西斯（Christina Anthis）
譯　　者　黃育歆（Vika）
責任編輯　王斯韻
美術設計　王韻鈴
行銷企劃　洪雅珊

發 行 人　何飛鵬
總 經 理　李淑霞
社　　長　張淑真
總 編 輯　許貝羚
副 總 編　王斯韻

出　　版　城邦文化事業股份有限公司 麥浩斯出版
地　　址　104台北市民生東路二段141號8樓
電　　話　02-2500-7578
發　　行　英屬蓋曼群島商家庭傳媒股份有限公司城邦分公司
地　　址　104台北市民生東路二段141號2樓
讀者服務電話　0800-020-299（9：30 AM～12：00 PM；01：30 PM～05：00 PM）
讀者服務傳真　02-2517-0999
讀者服務信箱　E-mail：csc@cite.com.tw
劃撥帳號　19833516

戶　　名　英屬蓋曼群島商家庭傳媒股份有限公司城邦分公司
香港發行　城邦〈香港〉出版集團有限公司
地　　址　香港灣仔駱克道193號東超商業中心1樓
電　　話　852-2508-6231
傳　　真　852-2578-9337
馬新發行　城邦〈馬新〉出版集團Cite(M) Sdn. Bhd.(458372U)
地　　址　41, Jalan Radin Anum, Bandar Baru Sri Petaling, 57000 Kuala
　　　　　Lumpur, Malaysia
電　　話　603-90578822
傳　　真　603-90576622

製版印刷　凱林印刷事業股份有限公司
總 經 銷　聯合發行股份有限公司
地　　址　新北市新店區寶橋路235巷6弄6號2樓
電　　話　02-2917-8022
傳　　真　02-2915-6275
版　　次　初版一刷　2021年 07 月
定　　價　新台幣580元　港幣193元

Printed in Taiwan
著作權所有 翻印必究（缺頁或破損請寄回更換）

THE COMPLETE BOOK OF ESSENTIAL OILS FOR MAMA AND BABY
Copyright © 2017 by Christina Anthis
Illustrations © Kelsey Garrity-Riley 2017
Photography © Marlon Lopez MMG1 Design/Shutterstock.com, cover
All rights reserved.

First published in English by Althea Press, an imprint of Callisto Media, Inc.
This edition arranged with Althea Press, an imprint of Callisto Media, Inc.
through Big Apple Agency, Inc., Labuan, Malaysia.
Traditional Chinese edition copyright: My House Publication, a division of Cité Publishing Ltd.

國家圖書館出版品預行編目（CIP）資料

母嬰芳療：給媽咪和寶寶的精油照護全書―以安全且天然的配方，
伴您走過懷孕、生產及孩童照護的療癒之旅／克莉絲汀娜·安西斯
（Christina Anthis）著；黃育歆（Vika）譯.— 初版.— 臺北市：城邦文
化事業股份有限公司麥浩斯出版：英屬蓋曼群島商家庭傳媒股份有
限公司城邦分公司發行, 2021.07 面；　公分

ISBN 978-986-408-709-9（平裝）

1.芳香療法 2.自然療法

418.995　　　　　　　　　　　　　　　　　　　110009380

獻給席拉斯・索爾（Silas Thor），

妳是我生命中永遠的奇蹟。

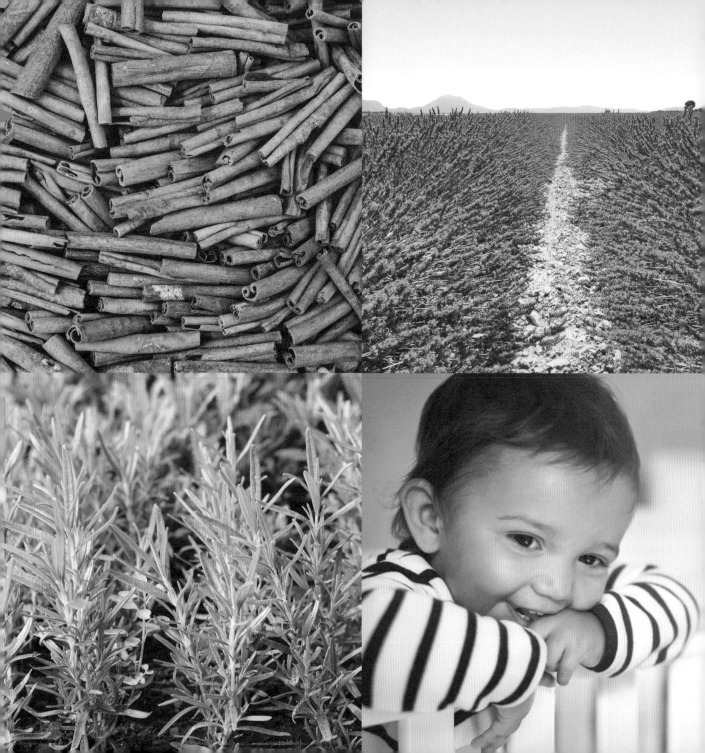

精油療癒力

懷孕是奇蹟的展現，但同時也伴隨著身心的不適與疼痛。生產後，我們總是盡己所能的希望孩子健康長大。使用精油能夠協助妳照護全家的健康，同時不必擔憂西藥的副作用。以下是幾個改善懷孕及產後困擾的精油配方。

孕婦晨吐（Morning Sickness）

儘管使用「晨吐」這個詞，實際上孕婦想吐的不適感在一天中任何時間都可能發生。吸嗅薑、柑橘類或綠薄荷精油，將有助鎮定噁心感並緩和腸胃不適。可翻閱第65頁參考緩解的療癒配方。

乳頭乾燥 / 龜裂

乳頭乾燥甚至龜裂，是哺乳媽媽們最常經歷的不舒服症狀之一。只要簡單使用椰子油及德國洋甘菊精油製成乳頭膏，就能輕易戰勝困擾。可翻閱第101頁參考紓緩軟油膏的作法。

尿布疹（Diaper rash）

當嬰兒的臀部肌膚長時間受潮濕的尿布刺激，很容易導致尿布疹。真正薰衣草精油具有抗菌和天然的止痛效果，是自製「寶寶屁屁膏」中最完美溫和的精油選擇。可翻閱第164頁，以獲得其他有效的配方。

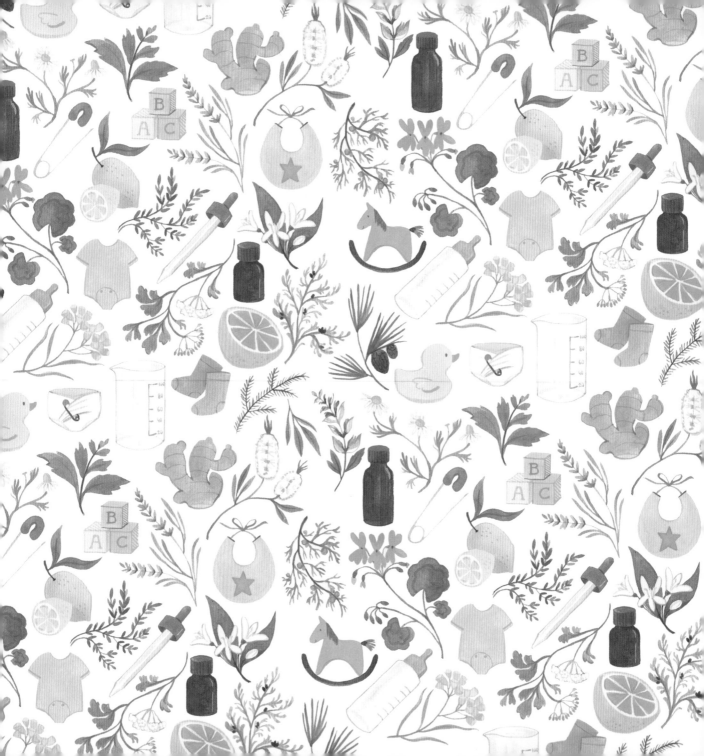

目錄

序

對於探索植物的療癒特質，我一直抱持著高度熱情。

根據過去任職藥草之心學校校長、寫作多本精油與芳香療法書籍的經驗，我發現父母們在選擇天然配方供孩子使用時，都渴求安全有據的資訊，以獲得信心並滿足安全感。

與此同時，總有這樣的時刻：妳現在立即就需要一個解決方法。例如當寶貝在半夜感覺疼痛，妳卻遲疑於是否該使用那瓶非處方成藥，即便它瓶身已標示了潛在有害副作用？在這樣的時刻中，本書便成為優秀的資料來源。在選擇及應用精油的標準上，完整呈現了我個人的座右銘——「使配方保持簡單且有益」——更重要的是，這些解決方法真的有效。

現在，精油成為最知名的替代療法之一，坊間也隨之流傳著各種錯誤資訊。錯誤資訊教導不安全的用法，因此讓許多人對精油敬而遠之。透過此書，妳將能信任精油療法，它明確為妳和妳的孩子提供了安全用量。

若妳是精油新手，本書也鉅細靡遺的闡述了相關知識。我愛極了克莉絲汀娜所傳達的內容，包含訊息量豐富的 Part3.30 支家庭常用精油介紹，這單元涵蓋各種極實用的精油品項，讓選購精油變得輕鬆簡單——對一位忙碌的媽媽來說，簡單無疑是最重要的。克莉絲汀娜同時也羅列了各種等級的精油品牌，提供妳採買時非常實際的建議，這是學習精油過程中必要的一步。在把辛苦賺得的錢交出前，妳肯定會想要知道購物時應該找尋或避開什麼目標。我明白標籤上那些誘人的療效宣稱和銷售話術使人難以拒絕，所以成為一位具備知識的消費者，就能讓妳的購買力和整體經驗完全不同。在本書中，克莉絲汀娜訓練妳能夠輕易找到價位可負擔的高品質精油。

無論如何，本書最重要的觀點高度聚焦於使用精油的安全性，尤其當應用對象為孩子這種纖細敏感的族群。如同其他各式療法，使用精油也存在著正確與錯誤的方式，克莉絲汀娜專業且深入的提供各種安全實例，包含哪些精油妳能隨意應用於各年齡層的孩童，而哪些精油根據孩子目前的年齡妳應該避免使用。

身為一位前講師，我明白學習精油多麼令人不知所措。很高興我的學生能夠透過這本迷人、實用的書籍提供精采美妙的豐富資訊，在接下來數年裡，為無數家庭帶來助益。

達米翠亞·克拉克 DEMETRIA CLARK

藥草之心學校創辦人
《用藥草療癒孩子》（ *Hearbal Healing for Children* ）作者
《懷孕、生產和哺乳適用的芳療及藥草處方》
（ *Aromathrapy and Herbal Remedies for Pregnancy,*
Birth, and Breastfeeding ）作者

前言

我曾以為我不可能成為母親。

多年來，我因多囊性卵巢症候群（polycystic ovarian syndrome, PCOS）、子宮內膜異位症（endometriosis）和子宮後傾（retroverted uterus）而苦於無法懷孕。當初次體驗到一陣一陣的噁心感時，我並未聯想到可能是孕吐症狀，我和我的先生皆無懷孕準備。因此，以下說法並非誇飾：發現自己懷孕、我們終究即將成為父母時，我們——以最好的方面而言——感到極度震驚。

我的懷孕過程很不容易。三個月過去了，孕吐並未緩解，當作嘔感來襲時，除了幾片餅乾外，我無法進食任何東西。一位親近的朋友在我近乎絕望的尋找安全解方時，建議我嘗試使用芳香療法紓緩症狀。起初，我雖然認為她有些異想天開：嗅聞一瓶油不可能帶來任何幫助，但當時的我，很願意為解決問題嘗試幾乎任何方法。她建議我在嘔吐感發作時吸嗅薑精油，因此我買下我的第一瓶精油，並在下一次嘔吐感來襲時，鼓起勇氣嘗試。薑精油鎮定噁心感和紓緩腸胃不適的效果驚豔了我，我居然能把午餐的三明治整個吃完，沒有吐出來！

那天，成了我為精油狂熱的起點，我必須懂得更多。

・精油作用背後的科學原理是什麼？

・為何這些精油有效？

・有哪些安全前提是我必須要知道的？

・我還能將它們應用於哪些疾病？

為了獲得資訊，我花大把的時間閱讀相關書籍和瀏覽各式網站，卻發現各種互相矛盾的建議。對於安全與否感到困惑的我，下定決心深入研修臨床芳香療法證照，並開始透過藥草之心線上學校學習。這門課程由達米翠亞・克拉克傳授，她是一位知名的藥草師，同時也是芳療師和助產士。

過不了多久，我便發現精油是多麼美好、天然的工具，可以應用在多種不同目的，並帶來驚人的結果——在安全使用的前提下。研讀精油的科學和安全用法後，我注意到網路上及（令人訝異的）不少芳香療法書籍中，提供的資訊都不安全。

精油安全性，成為我的創作及我的部落格裡最主要的探討方向和重點。藉由寫作本書，我希望成為妳的嚮導，引領妳安全的將精油應用在懷孕、生產和產後，甚至是養育小寶貝的時期。不論妳現在正懷孕中，為孕吐、足踝水腫和子宮圓韌帶疼痛苦惱；或者，妳的孩子正因感冒而頻頻吸鼻涕與咳嗽，妳都能從本書中找到完全符合需求的安全處方。

本書設計了易讀的編排形式，使妳在遇到困難的當下，能立即找到所需的安全建議。

第一單元內容包含芳香療法的整體安全指南和用法、精油的科學證據、選擇精油品牌需注意的事項，並以方便查找的表格列出懷孕和哺乳各階段，以及嬰兒與孩童皆可安全應用的精油品項。

第二單元是本書的核心，提供產前和產後照護的200種精油配方與用法，這些疾病和困擾在書中以英文字母順序排列撰寫。

第三單元協助妳更加深入探索個別精油的用法和益處。我收錄了30支在懷孕和哺乳期間可以安心使用的精油，並標示出應用於周遭環境和兒童時也全然安全的那些品項。

本書的最後亦附上各式參考資料，包含簡易詞彙表、疾病與適用精油速查表、（由我最喜愛的精油所組成的）產程工具包，以及一份為妳和家人挑選適當精油品牌的指南。

有了這本書，無論接下來會遇上何種情況，妳都可以有效並安全的使用精油，將香氣納入整趟作為母親的生命旅程中。適當的應用精油，將協助在妳懷孕、生產及往後的所有日子裡，維持全家人的健康與快樂。

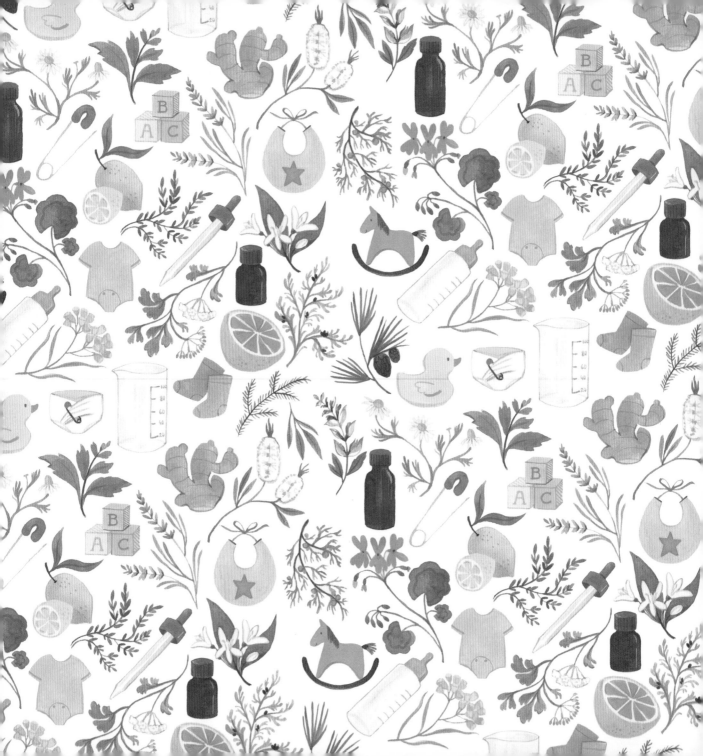

天然且安全的精油

不論妳現在是新手媽媽，或已準備好為家中增添新成員，母親這個身分，在生產前、中和生產後都會不斷向妳投出變化球。

Chapter1 首先將為妳介紹精油，包含它們的益處與用法、療效背後的科學原理，以及如何獲得品質最佳的精油。安全性是我們極度關注的，所以在 Chapter2 中，將深入探究所有妳擔心的安全問題，同時認識基底油、學習精油的使用方法，以及如何隨不同年齡與階段調整精油的用量。

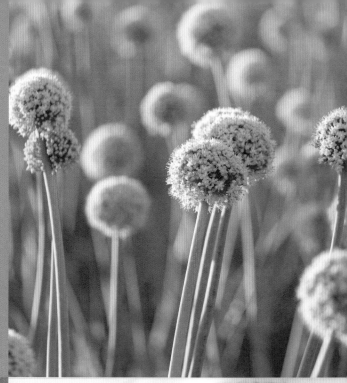

chapter

1

精 油 的 自 然 療 癒 力

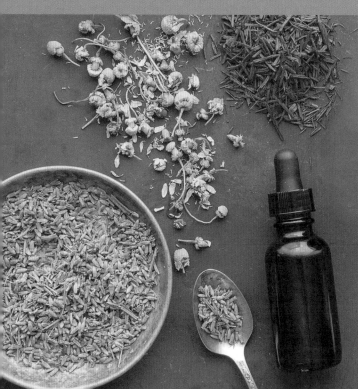

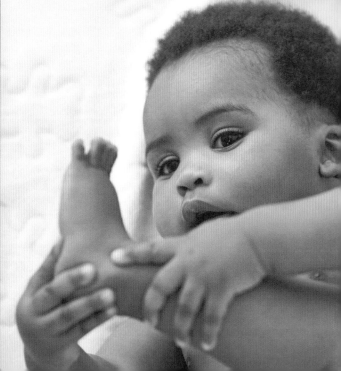

近年來，似乎所有人都在討論精油——

它儼然成為一種最新、最熱門的健康趨勢。實際上，精油在過去已被應用數百年，這個事實是否使妳感到驚訝？古埃及人將芳香油和藥草完美用於製造保養品和藥劑——儘管現代以不同形式呈現，但其中許多配方我們仍沿用至今。透過貿易，這些藥草和芳香油的藥理知識得以在不同文化間流轉存續。然而，現代醫學誕生自截然不同的脈絡，當社會主流站在現代醫學這一派，人們便漸漸遺忘了流傳幾個世紀的藥草知識。

直到1910年發生的一件事故，現代科學才回過頭來檢視精油的治療優勢。雷內·摩利斯·蓋特佛賽（René-Maurice Gattefossé）是一位法國香水化學家，他在一次實驗室爆炸意外中，雙手皆遭化學性灼傷，並很快產生嚴重的感染——氣性壞疽。出於直覺，蓋特佛賽將真正薰衣草精油塗抹在潰瘍壞死的傷口處，令他欣喜的是，僅僅施用一次薰衣草精油，「傷口組織的壞疽擴散」就完全停止了。

這次經驗後，他持續研究精油，以他的知識協助治療一次世界大戰中受傷的士兵，最終於1973年出版了開創性的《芳香療法》（L'Aromathérapie）一書，也是「芳香療法」（aromatherapy）一詞首見於印刷刊物中。

芳香療法普遍受到西方醫師的承認則是二次世界大戰後的事了，這都要感謝並歸功於一位法國醫師：尚·瓦涅（Jean Valnet）。他研讀蓋特佛賽的著作，並在二戰期間擔任軍隊外科醫師時，使用精油照顧他的病患。自1959年起，直到1995年他過世為止，瓦涅醫師畢生實踐並研究藥草醫學和精油的臨床用法，在這些主題上獲得各種重要的成果。

我們繞了一大圈才終於回到原點。基於這些適時出現的案例，精油開始備受關注，然而人們實際上只是重新學習許多已知的事物：精油不僅只是香氣！精油是協助我們以天然的方式促進健康和增進生命品質的工具。

精油是什麼？

精油是萃取自花朵、葉片、藥草、果實、根和木材的高濃縮芳香油。這些芳香油包含來自植物的揮發性化合物，其中許多成分也被獨立分離供現代藥品使用。從肥皂、保養品、治療藥膏到清潔用品，精油被多元應用在各種日用品中，帶來令人印象深刻的療效。只要簡單吸嗅特定精油，就能點亮妳的情緒或整個空間、撫平焦慮的念頭，或能使妳專注、抓回即將偏離手邊任務的思緒。

根據植物使用的部位，可採用以下幾種不同的萃取方式：

蒸氣蒸餾

多數精油以蒸氣蒸餾法生產。萃取時將植物和水裝入完全密封的桶內，植材受水蒸氣破壞後，精油隨蒸氣上升並流入冷凝系統中的管路。水蒸氣和精油受冷凝系統冷卻後，由氣態變回液態，即純露和精油。由於油水不互溶，精油會浮在純露表面，利用虹吸原理抽出精油便可將兩者分離。

冷壓

這種萃取方式最常應用於柑橘類，包含檸檬、佛手柑、甜橙、苦橙、橘、血橙和葡萄柚。柑橘類的精油全儲存在果皮！當妳一口咬下帶皮橙子，嘴唇除了些許苦味還會有微微刺痛感，這正是皮膚被未稀釋的柑橘精油刺激的反應。當然柑橘類精油也能以蒸氣蒸餾法萃取，但冷壓法的成本更低。冷壓法的過程為果皮切碎泡水後，壓榨出其中的精油與水分，再以虹吸原理將精油與水和果汁分離。

原精*及二氧化碳萃取

當植材的成分敏感、易受蒸餾破壞時，最好選用溶劑萃取法。此法為細緻嬌貴的花朵類精油愛好者提供價格可負擔的香氛。生產原精和萃取液時有多種溶劑可用，包含乙醇、甲醇和己烷。懷孕期間，最好避開大部分的原精和其他溶劑萃取的精油，因為妳無法確定是否有任何溶劑殘留其中（許多市售原精中都能測得微量的己烷）。美國國家職業安全衛生研究所（National Institute for Occupational Safety and Health, NIOSH）指出，孕期暴露於特定種類的溶劑中，可能導致流產、死產、早產甚至胎兒先天缺陷。

*譯註：根據 ISO 定義，以溶劑萃取法獲得之揮發性成分稱為原精（absolutes），以蒸餾法獲得之脂溶性揮發性成分稱為精油（essnential oils）。兩者應用時差異不大，惟少數人對原精中的溶劑敏感，可先以低劑量測試後再使用。

芳香療法與精油的關聯性

若妳是芳香療法的新手，可能會好奇吸嗅某個氣味——例如薰衣草精油，為何能幫助妳在晚上入睡？鼻子是人體嗅覺系統的第一站，肺部則有很大的表面積與血管緊密相連，因此當妳吸氣時，精油中的分子能夠直接進入血液循環中。這讓精油很適合處理咳嗽、呼吸系統感染等和支氣管相關的問題。

嗅覺是人類大腦中最原始的感官之一，而辨識氣味是一種化學反應，即腦內受體會與妳聞到的任何氣味分子產生交互作用。早在1923年，義大利醫師喬凡尼·蓋堤（Giovanni Gatti）和雷納托·卡尤拉（Renato Cayola）已證實氣味對中樞神經系統有極大的影響力，他們的研究發現特定精油可以快速對呼吸速率和血壓產生效果。其他研究也指出，氣味可以快速達到心理和生理的療效，甚至能控制妳受誰吸引、想要遠離誰。

精油的優勢

在學習精油前，我從未想過它們能如此成功的被應用在各處。隨著研習進度，我開始為個別精油建立檔案，才明白光是單一種精油就能有非常多用途。例如，我驚喜的發現真正薰衣草精油可以簡單癒合我手指上一道深深的切傷、可以放鬆我的思緒帶來整夜好眠，也能紓緩我頸部的肌肉疼痛，並且毫無多餘的副作用。隨著我收集的精油種類增加、應用於生活中的次數增加，我開始注意到家人們的健康狀況正在進步。我每個月反覆發作的鼻竇感染消失了、我睡得更好，且我們更少感覺到身體不適。如果我們其中任何人真的感冒了，通常只會維持一小段時間，且不會傳染給屋裡其他人。以下是使用精油的一些優點：

健康與各面向的均衡

精油對健康有數不清的好處，包含了抗菌、消毒和抗發炎、鎮定等特質。它們被應用於天然保養品，以取代造成荷爾蒙干擾的香精，並能清除家居物品表面的微生物，這使精油成為取代有毒清潔產品的優秀選擇。

天然的替代品

如果妳正嘗試遠離有毒化學物質，無副作用的精油具有取代多種非處方藥的潛力。精油可協助緩解頭痛，在不使用抗生素的情況下處理耳道感染（多數耳道感染為病毒所致，不需要抗生素），甚至能協助妳緩緩入眠。

掌握療癒能力

直到我決定全權負責自身健康的那一刻，我才明白自己不需要在每次咳嗽、喉嚨痛和感冒時都前往就診。發現自己有能力照顧各種日常可能發生的身體不適，使我感到充滿力量。當妳越了解如何將精油應用於生命中，妳將越能感受到自己有能力維持家人和朋友的健康與幸福。

友善的價格

隨著家庭成員增加，預算很可能成為妳的主要考量之一。以精油維持家人健康的其中一項好處，是對錢包的負擔遠低於醫療險共付額和處方費用。精油為高濃縮成分，不需使用太多滴數就能完成目標任務。一瓶真正薰衣草精油可用於數種疑難雜症，有助於妳最小化針對每項症狀要購入不同處方的困擾。

乾淨的環境

妳可能會訝異於一般超市或量販店所販售的各式保養、沐浴和美容產品，其中成分不僅對妳有毒，對環境也有害，製作或購買含有精油而非人工香精的清潔用品，有助於維持家中空氣清潔。噴灑空氣清新劑在環境看似無害且有助空氣清新，實際上反而造成更多化學汙染。美國環境工作組織（Environmental Working Group, EWG）提出一份關於二十種學校曾使用的清潔用品之研究，揭露這些產品大多含有高量的有毒成分，有些成分甚至沒被標示在瓶身成分表中。其中毒性較高的幾種成分具有支氣管刺激性，可能會造成嚴重的過敏反應、氣喘、偏頭痛、癌症，以及更多問題。

精油的科學原理

妳可能和以前的我一樣，誤以為只有按摩師、新時代療癒者或想讓一切聞起來香香的人，才會使用精油。實際上，芳香療法背後有堅實的科學原理。我們雖然擁有好幾世紀關於植物醫藥的軼聞資料，但是直到這個世紀，人類才開始深入研究精油。

關於精油的科學研究，儘管數量遠不如超市販售的成藥般成千上萬，但大眾對使用精油的興趣上升，也帶動近十幾二十年間各種研究如雨後春筍般冒出。部分近期的研究顯示，複方精油具有極佳抗菌力，其中由丁香和肉桂組成的配方表現出最高的抗菌特性，甚至可抑制大腸桿菌。另一篇登載於《亞太熱帶生物醫學期刊》（Asian Pacific Journal of Tropical Biomedicine）的研究指出，尤加利精油對於革蘭氏陰性菌（如大腸桿菌）和革蘭氏陽性菌皆具有抗微生物活性。我最愛的一支萬能精油：真正薰衣草，擁有除了抗菌、抗真菌以外更多的特性，例如真正薰衣草精油已被證實具有和止痛劑相似的強力消炎效果。

根據基礎化學，我們知道生命萬物皆由化學物質組成，包含精油亦同。每一種精油由數種化合物（或者以我個人偏好的說法：成分）構成，不同精油具有不同的化合物組成，而某些精油會擁有相同種類但含量不同的化合物。許多精油中的化合物也被工業實驗室分離純化，用於製造藥品、殺蟲劑、清潔品、食物調味料和食品防腐劑等。

最好的精油品牌

大家都想知道：哪個品牌的精油最好？許多人會發誓，斷言只有某個特定品牌的精油最純粹、未經混摻。在我找尋最佳精油的過程中，很驚訝的發現：並沒有一個機構專門為精油提供認證，也沒有區分精油品質專用的等級名稱。「純理療級認證」（Certified Pure Therapeutic Grade™）或「醫療級」（Therapeutic Grade™）等皆屬誤導式說法，這類宣稱其實只是名詞註冊成商標後的行銷措辭，並非精油的純度等級分類。我試著避免選擇這些宣稱自己最純淨的精油公司，改以其他幾種關鍵因素作為選購精油的參考：

標示、成分及產地

信譽良好的精油廠商會為所有精油標示拉丁學名和產地。成分表中必須只有精油一項，不含基底油（除非妳原本就打算購買調製好的複方）。

該品牌是否推薦不安全的精油用法

芳香療法雖然是美好且具有多元應用方式的天然療法，但許多精油公司卻為了利益，利用法規的不完備以推行不安全的用法。我個人絕不向推薦消費者口服精油的廠商購買，口服精油十分危險，除非妳是受過恰當臨床訓練的醫事人員。

該品牌販售的精油是否包含瀕危植物

有數不清的廠商採收並販售由瀕危植物製成的精油。永遠記得思考妳的精油來自哪裡？是否萃取自瀕危的植物品種？妳可以透過 Cropwatch.unl.edu 網站，追蹤近期瀕臨滅絕危機的芳香植物品種。

該品牌是否具有生態保護意識

我對環境議題充滿熱忱。一間販售天然產品的公司對於自然環境的重視程度，將極大化的影響我的購買意願。

由此妳大概可以發現，我並不相信有一個毫無問題的、所謂「最好」的精油品牌存在。考量以上多種因素，我個人最喜愛的精油品牌是 Plant Therapy 和 Mountain Rose Herbs。Plant Therapy 對於將精油安全應用於兒童充滿熱忱，甚至因此為兒童專門生產了一系列單方精油及複方產品，每一瓶含精油的複方產品都能安全應用於兩歲以上的兒童。Mountain Rose Herbs 是獲得零廢棄認證的公司，它們只提供通過有機認證的藥草、精油和其他天然原料。妳可以在附錄 C（第259頁）中找到這兩者和其他品牌的網址。

然後呢？

下一個章節，我們將進一步探索懷孕、產程和分娩等不同階段使用精油的基本安全性，以及嬰兒和成長中的兒童如何安全享受精油。妳會讀到更多關於稀釋的資訊，包含如何適當稀釋精油供孕期及其後使用。

chapter

2

孕 期 及 其 後
使 用 精 油 的 安 全 性

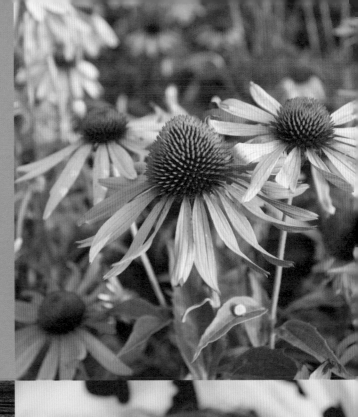
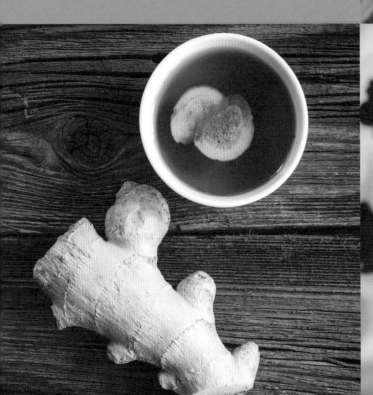
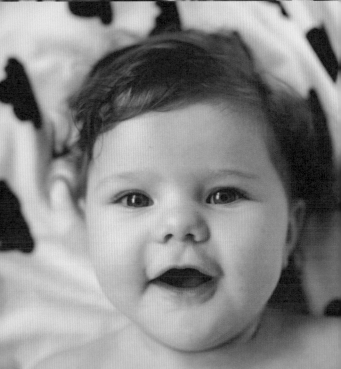

懷孕、生產並擁有孩子是極為動人的──

一段如魔法和奇蹟般的時光──但每個階段也都不乏各種挑戰。當妳難過、焦慮於作為母親這份新的責任時，精油能協助妳度過各種困難片刻，甚至幫助妳的小小孩放鬆、緩解生病時的不適感。精油在我心中占有特殊的地位，因為與精油的初次相遇正是我懷了兒子席拉斯的時候。當時的我臥床不起，且無時無刻感到噁心想吐，直到有了薑和甜橙精油的輔助，才能開始勉強進食並維持臉上的笑容。席拉斯出生後，我用真正薰衣草和檸檬精油處理剖腹產的疤痕，也用西伯利亞冷杉精油緩解他嬰兒時期的咳嗽與鼻塞。精油從我成為母親這段旅程的開始，就是非常棒的資源，直到現在仍是如此，協助我維持家人的愉快與健康。

安全第一

當事情關係到孩子與他們的母親，安全性絕對是第一考量。教育他人如何安全使用精油——尤其當對象包含嬰兒和幼童，已成為我的畢生志業。

對比健康照護日漸提升的費用和現行藥物帶來的各種副作用，我們是如此幸運能夠隨手取得這些天然處方和預防途徑，這些珍貴的植物香氣是所有人都能使用且負擔得起的選擇。本章節涵蓋所有妳準備以精油調製個人處方前需了解的知識，在參考下一單元配方並決定開始製作之前，妳必須確保自己熟悉關於精油安全的基本規則。

稀釋的重要性

想以珍貴的精油液滴填滿小小精油瓶，其實需要大量的植物材料。精油具有高度濃縮的特性，以基底油（一種「中性」油，我們會在下面段落深入討論）稀釋是安全使用的關鍵。當準備用於治療孕婦、嬰兒和幼兒時，絕對必須稀釋精油。若精油未經稀釋就使用於肌膚，可能導致刺激、灼傷甚至是易敏體質（使妳的身體容易對特定精油或其中成分產生過敏反應）。瑪姬·克拉克（Marge Clarke）在介紹基礎芳香療法的《精油與芳香》（*Essential Oils and Aromatics*）一書中，深刻描述了她個人產生易敏體質的經驗：「數年前，我讀到一本書中寫著真正薰衣草可以直接（未經稀釋）使用。我傻傻的將未稀釋的真正薰衣草純精油塗抹在受損的肌膚上，結果引發了過敏反應。直到今日，即便已過了將近二十年，只要我接觸到任何含有薰衣草成分的產品，皮膚炎仍會馬上發作，且需月餘才能痊癒。」

純露和美容礦泥

純露取自精油蒸餾過程中凝結的蒸氣，比未經稀釋的精油更溫和，可安全應用於新生兒照護，所有配方中的水分也多能以各式純露取代。大部分精油製造商同時也生產純露，在附錄 C（第 259 頁）中除了 Aura Cacia 和 NOW Foods 外，其餘提到的所有廠商皆有販售純露。

基底油

基底油又被稱為基礎油或固定油，和精油完全不同。精油容易揮發（散失空氣中）且高度濃縮，而基底油其實就是冷壓植物油（許多早已存在妳的櫥櫃中），用於稀釋並作為精油媒介。基底油因為其滋潤與療癒的特質，常用於保養品製作。天然滑順的質地也可以作為按摩油使用，妳擁有的任何乳液、乳霜或肥皂都含有不同形式的基底油成分。基底油有許多種類，下列五種是我特別喜愛的常備品項，足以應付我所需要的一切芳療配方：

1- 酪梨油

我們都知道酪梨有益健康，但它的絕妙好處可不僅止於吃下肚。在超市就能輕易買到精煉的酪梨油，它們聞起來近乎無味、色澤清澈，能夠深度滋潤乾燥的肌膚和毛髮。我喜歡將酪梨油加入臉部保濕面油中，也用來為自己深層護髮和製作打發的身體奶油霜。

2- 椰子油／分餾椰子油

我最愛的油品之一！未精煉的椰子油會在室溫低於24℃時逐漸凝固，對我而言很適合作為簡易藥膏基底。椰子油具有天然的抗菌、抗真菌、防腐和抗發炎特質，可以治療並鎮定肌膚，混合真正薰衣草精油就能製作成應付輕微擦傷和切傷的簡易抗菌乳霜。

分餾椰子油沒有氣味，也不像未精煉椰子油般會因低溫凝固，是調配精油滾珠瓶極佳的基底油。實際上椰子油具致粉刺性（這代表它會阻塞妳的毛孔），我建議避免加入面油或臉部潤膚產品之

對氣味變得很敏感嗎？

孕期間最有趣的超能力之一，是妳能聞到的氣味強度增加了。在懷孕期間，我非常厭惡大蒜的氣味，必須避開所有加入大蒜烹調的食物，甚至遠離那個廚房。因為精油本身帶有強烈香氣，特定的精油氣味也可能使懷孕女性感到厭惡。這種現象因人而異，所以最好的方式是先簡單嗅聞精油瓶，確保妳能與這瓶氣味相處。

部分帶有壓倒性氣味的精油——包含天竺葵和依蘭依蘭——則必須大幅稀釋，因為即便妳沒有懷孕，它們強烈的氣味仍會蓋過一切。若妳發現自己很厭惡某個氣味，試著吸嗅甜橙精油以「清理」妳的鼻腔。

中，但對於其他的應用方式而言，它仍然是很棒的選擇。

3- 葡萄籽油

葡萄籽油含有和葡萄酒一樣豐富的抗氧化物。這種天然抗發炎的油脂氣味很淡，是長期保存香氣的首選，適合用於調製香水複方或芳療滾珠瓶。我常將葡萄籽油用於卸妝油、藥膏甚至去疤乳霜中，它能快速滲透肌膚且不具致粉刺性。

4- 大麻籽油

大麻籽油是最適合對抗痤瘡的基底油，在致粉刺性排行中名列最低——最不會阻塞妳毛孔的油。將大麻籽油用於臉部潤膚霜、身體奶油霜和乳液中十分美好，它能快速吸收並使肌膚摸起來極為柔軟。大麻籽油具有類似堅果的氣味，可能會蓋過某些精油香氣，即便與其他基底油混合，仍會聞到它淡淡的堅果味。

5- 橄欖油

若妳和我家有相同習慣，那麼橄欖油可能本來就是妳廚房裡必備的基底油。妳知道嗎？享受橄欖油的好處遠不限於拌炒洋蔥和調味沙拉時。橄欖油含有豐富的抗氧化物，善於治療並滋養肌膚，在各方面都能完美應用。隨著年紀增長，我們使用橄欖油潤澤臉部、保養頭髮、甚至修理嘎吱作響的房門。現在，我喜歡將這種油用在我所有的療癒軟膏中，它具有天然抗菌力，能和椰子油混合成良好的藥草浸泡油基底，用以製作修復皮膚的藥膏和護唇膏。橄欖油的質地極為滋潤（甚至略顯油膩），強烈的氣味也可能主宰整個配方的香氣，雖然直接使用沒問題，但與其他基底油合併使用會更好。

NOTE 如果妳或妳的孩子對堅果過敏，請勿使用堅果類的基底油和椰子油，以免引發過敏反應。上述推薦的其他植物油對於堅果過敏者都是安全的！

五種讓妳擁有健康孕期的藥草

精油因高濃縮的本質不建議於懷孕期間內服，但若使用萃取前的藥草就溫和許多，同時也能提供大量養分給孕婦。我們有多種美好的藥草可用，我個人最愛的前五名如下：

1- 覆盆莓葉 Rubus idaeus

覆盆莓葉富含維生素 C、E、B 群，以及鈣、鐵、磷、鉀、菸鹼酸、鎂和錳，在世界各地都被助產士們廣泛使用，可強健、平衡子宮，為分娩做好準備。覆盆莓葉適合直接添入每日的茶飲中，妳可以從第三孕期（29週以上）開始每天飲用覆盆莓葉茶。準備方式為 5 mL 覆盆莓葉加入 250-300 mL 剛煮開的沸水，蓋上杯蓋後浸泡10至15分鐘。如想沖泡冰飲，一樣用沸水浸泡後再倒出至冰塊中，每一天妳可以享用的分量為3到4杯。

2- 刺蕁麻 Urtica dioica

刺蕁麻是一種極為營養的植物，其中富含維生素和礦物質，包括維生素 A、C、E、K 和 B 群，以及二氧化矽。它在孕期間可以安全享用，是我沖泡高維生素茶飲時最愛用的藥草之一。刺蕁麻同時也是一種利尿草藥，和覆盆莓葉併用能安全治療和預防孕期間好發的尿道感染。預先包裝好的蕁麻茶現已在主流超市普遍可見，但若妳找不著，可以到販售天然食品的超市、藥草店或直接上 Mountain Rose Herbs 網站訂購（詳見附錄 C 第259頁）。

3- 薑 Zingiber officinale

薑是一種多功能、辛辣的烹調用植物，具有各種神奇效果，是所有孕婦在經歷孕吐症狀時的救星。當噁心感襲來，請用沸水和新鮮的薑片泡茶，或直接咀嚼幾塊薑糖。

4- 洋甘菊 Chamaemelum nobile

溫和的洋甘菊聞起來像甜甜的蘋果，是藥草師們特別喜愛的植物。它幫助消化的特質很適合用來緩解胃部不適、脹氣和身心疲勞。睡前飲用一杯洋甘菊茶，將使妳獲得更良好的休息品質。不過，洋甘菊和豬草為同科植物，若妳有相關過敏紀錄請避免使用。

5- 苜蓿 Trifolium pratense

又是一種超級營養的藥草！苜蓿含有豐富的維生素和礦物質，包括維生素 A、D、E、K 和所有種類的維生素 B，再加上生物素*、葉酸*、鈣、鐵、鎂和鉀。當妳在醫院生產，維生素 K 營養針是新生兒必須注射的針劑之一，用以預防一種造成腦部出血的罕見疾病。若妳準備在家中自然生產，可以在第三孕期時透過服用苜蓿營養品來補充維生素 K，苜蓿加入一般茶飲中也一樣美味。

*譯註：生物素即維生素 B7，葉酸即維生素 B9，兩者皆為前述維生素 B 家族的成員。

建議的稀釋劑量

本書第三章中提到的所有複方，皆將適合的稀釋劑量納入考量。當妳準備開始體驗精油和調製複方，下列是必須遵守的稀釋劑量：

階段／年齡	最高精油濃度（百分比 %）	每30mL可加入的最高精油滴數
懷孕期間	1%	9滴
哺乳期間	2%	18滴
嬰兒：3到6個月	0.1%	1滴
嬰兒：6個月到2歲	0.5%	4～5滴
兒童：2到6歲	1%	9滴
兒童：6歲以上	1.5%～2%	13～18滴

＊譯註：一般市售精油滴頭之出油量 1mL 大約為 20-30 滴，此處作者採用 1mL=30 滴的單位進行換算，其後所有配方皆同。

使用方法

精油有多種方式可以協助身體療癒，以下是三種主要途徑：

外用塗抹

外用塗抹透過皮膚吸收，常用來處理皮膚問題，例如以藥膏或乳霜治療切傷、擦傷、燙傷、濕疹和痤瘡等。這種方式也適合應對緊急狀況，包含咳嗽、鼻塞、肌肉痠痛甚至是生理痛。雖然可改善皮膚問題和緊急狀況，但外用塗抹是精油進入血液系統最慢的一種方式，當一個複方經過高度稀釋，將需要更多時間讓精油進入血液中。

聞香

擴香並透過嗅聞吸收，是精油進入血液系統最快的途徑，也是最知名且強效的精油用法之一。精油由多種化合物組成，嗅聞時，這些成分將進入妳的肺部和大腦。吸嗅是攝取藥物最古老的方式之一，如今也被重新應用於主流製藥產業，包含透過嗅覺進行胰島素投藥和其他療法。芳香療法中，吸嗅香氣通常用於預防疾病和治療呼吸道感染、過敏、頭痛、氣喘、憂鬱、疲勞、反胃、失眠、尼古丁戒斷症候群、注意力不足過動症（ADHD）等，甚至是處理壓力和焦慮。

內服

內服透過口腔直接攝取，這個方式只能在具有認證的專業醫療人員指導下使用。雖然此處列出精油內服的選項，但本書所有精油配方皆不可內服使用。

懷孕

精油可以減輕許多孕期常見的症狀，但更重要的是妳必須選擇安全的用法，以避免任何不良反應發生在妳或胎兒身上。

第一孕期

芳療師們一致認為在孕期的前三個月應該避免使用大多數精油，尤其若妳是流產高風險族群。如果妳正在經歷孕吐，胡椒薄荷或新鮮的薑茶會是取代精油的有效草藥，可以幫助妳減輕那些懷孕初期的症狀。

第二和第三孕期

度過第一孕期後，就能在剩下的懷孕期間安全使用精油。以下是第二和第三孕期的精油安全使用原則：

· 對懷孕（和哺乳中）的媽媽而言，少即是多！永遠記得在使用精油前先以基底油稀釋，稀釋濃度必須低於1%，也就是每30mL的基底油中加入少於9滴精油。

· 擴香工具每次只能運作10到15分鐘。懷孕的

如果不幸流產

突然失去孩子使人無比痛苦。雖然某些芳療師會建議用精油按摩腹部以停止流產，但在流產原因未明前這種做法是不安全的。如果妳發生了非預期性的宮縮或嚴重出血，請立即聯繫妳的醫生或助產士諮詢討論。

流產後身體會持續排出殘餘組織，因此下腹可能產生悶痛感。妳可以用基底油稀釋真正薰衣草和西伯利亞冷杉精油，進行和緩的按摩以幫助身體放鬆。也可以用稀釋後的快樂鼠尾草精油塗抹於下腹，促進復原過程中的子宮收縮。痙攣或疼痛不已時，淋浴洗個熱水澡有助於緩解，但需注意在出血停止前，下半身都不能浸泡於浴缸或泳池中。

在這段辛苦的期間裡，最重要的是必須將妳的感受告訴伴侶、家人或支持團體，一起度過這段困難的時光。也可以將精油加入擴香儀中，緩解妳所經歷的悲傷：混合7滴葡萄柚、3滴真正薰衣草以及2滴快樂鼠尾草精油，用擴香儀將氣味傳送至整個空間，能幫助妳撫平壓力、釋放焦慮並提振情緒。

母親擁有敏銳的嗅覺，容易因暴露在過量精油中而受到影響。擴香時間太長可能造成頭痛、反胃甚至暈眩，記得讓嗅覺休息一下！

· 盡可能降低每日用量，最好只在真正需要時使用，如處理反胃、消化不良、腿部抽筋或痙攣、失眠、咳嗽與鼻塞、壓力與焦慮等緊急狀況。

產程和分娩

終於來到重要的日子，妳即將和家庭最小的成員見面！精油能有效協助妳完成整段艱難費力的過程。為了達到最佳效果，在分娩室及產程中使用精油時，請遵循以下安全準則。

產程

沒有任何女性的產程是完全相同的。有些女性的產程長但疼痛感較輕，有些則經歷很短的時間但伴隨劇痛，介於兩種情況之間也都是有可能的。遵循以下指引，精油就能協助妳度過產程的各種不適：

· 使用前，永遠記得以基底油稀釋精油，稀釋濃度須低於2%，也就是每30mL 的基底油中加入少於18滴精油。

· 每次擴香時間不超過30分鐘。為了避免吸入過量精油，最好讓擴香儀運作30分鐘後停止30分鐘。擴香時間太長可能會造成頭痛、反胃甚至暈眩。

分娩

如同產程，沒有任何女性的分娩過程完全相同。在分娩室中使用精油務必遵循以下指引：

· 永遠記得以基底油稀釋精油，稀釋濃度須低於2%，也就是每30mL 的基底油中加入少於18滴精油。

· 如果使用水中生產的泳池，絕對不能在泳池中加入精油。精油無法與水混合，相反的，它們會浮在水面上。在泳池中加入精油對於新生兒是非常危險的，可能造成灼傷、刺激和其他問題。

產後的 48 小時

成為母親的頭兩天轉眼間就過了，在來得及意識到以前，妳已將這份美麗的喜悅打包回家。以下的安全準則，可以協助妳度過生產後的首個48小時：

· 永遠記得以基底油稀釋精油，稀釋濃度須低於

2%，也就是每30mL的基底油中加入少於18滴精油。

· 只有當新生兒不在同一空間內時，才使用精油擴香。剛出生的嬰兒身體尚未準備好吸入精油。

· 避免在早產兒周遭薰香或使用精油。未滿36週出生的嬰兒肺部仍在發展中，直至40週的預產期結束前，環境中都不能使用精油。

· 剖腹產的疤痕在拆除釘子或醫師許可前，請勿使用精油塗抹。

哺乳

若妳選擇親餵孩子，請遵循這些使用精油的安全指引。

· 少即是多。哺乳媽媽使用精油的稀釋濃度須低於2%，也就是每30mL的基底油中加入少於18滴精油。

· 每次擴香不超過30分鐘。為了避免吸入過量精油，將擴香儀行程設定為運作30分鐘，暫停30分鐘。擴香時間太長可能造成頭痛、反胃甚至暈眩。

· 於哺乳後立即使用乳頭膏，而非哺乳前。這麼做可以將殘留在乳房的精油量和寶寶誤食的機率降到最低。

嬰兒

無論年齡大小，嬰兒絕不能透過口服使用精油。將所有的精油存放於嬰兒和孩童無法觸及之處，部分精油口服可能造成毒性。根據孩子的年紀檢索以下安全準則，以預防任何不良反應發生。

0 到 3 個月

專家建議避免將精油塗抹在出生未滿三個月的嬰兒身上，因為他們發育未完的皮膚對精油具有高滲透性和敏感性。

和健康的成年人不同，新生兒的身體尚未發展出中止精油不良反應的能力。針對早產兒的應用則需更為小心，必須於預產期後再過三個月才能使用精油。擴香僅限於處理緊急問題，包含鼻塞或咳嗽。在擴香無法應付的其他狀況下，純露是新生兒較為溫和的替代方案，但仍要避免每日重複使用。

五種促進泌乳的藥草

餵養母乳是美好、自然且相對便宜的方式，使妳的寶寶可以獲得成長所需的一切養分。這段時光對於部分哺乳媽媽來說極為神奇，但對於其他媽媽而言可能是完全不同的光景。若妳覺得寶寶沒有獲得充足的養分或增加足夠的體重，請向妳的泌乳顧問或兒科醫生諮詢。如果妳無法分泌足夠的奶水，可以使用某些藥草來促進泌乳。我最喜愛的催乳藥草前五名如下：

1 - 聖薊 *Cnicus benedictus*

聖薊在中世紀前就被列為藥用植物，是一種知名的催乳劑，可以幫助刺激泌乳，與葫蘆巴、茴香或山羊豆並用時效果極佳。哺乳期間使用聖薊最常見的形式為茶飲或膠囊。沖泡茶飲的方法是將250-300mL剛煮開的沸水倒入1至2茶匙的散裝聖薊中，蓋上杯蓋後浸泡10至15分鐘即可濾出飲用，每天妳最多可以享用3杯聖薊茶。如果服用聖薊膠囊，劑量最高為每次3顆、每天口服3次。警告：如果妳有潰瘍或胃部疾病，請避免服用聖薊。聖薊和豬草為同科植物，若妳對豬草、雛菊和向日葵過敏，請避免使用。懷孕期間請勿服用聖薊。

2 - 葫蘆巴 *Trigonella foenum-graecum*

葫蘆巴是印度的原生種植物，數個世紀以來被應用於料理、調味和藥物。它對於消化問題特別有益，同時在女性健康的相關議題上（包含懷孕及分娩）有很長的應用歷史。葫蘆巴最強大的功能是促進乳汁分泌，甚至被酪農作為增加乳牛牛奶產量的補充品。哺乳期間使用葫蘆巴最常見的形式為茶飲或膠囊。沖泡茶飲的方法是將250-300mL剛煮開的沸水倒入1至2茶匙的散裝葫蘆巴種子中，蓋上杯蓋後浸泡10至15分鐘即可濾出飲用，每天妳最多可以享用3杯葫蘆巴茶。如果服用葫蘆巴膠囊，劑量最高為每次1顆、每天口服3次。警告：懷孕期間禁止使用葫蘆巴，它的引產特性可能導致流產。如果妳是糖尿病及低血糖患者，應避免使用葫蘆巴，它會降低血糖值。葫蘆巴可以抗凝血，若妳正在服用抗凝血藥應避免使用。

3 - 茴香 *Foeniculum vulgare*

茴香是美妙的療癒藥草，常應用於料理中，同時也是強效的催乳劑，其類雌激素的特質有助於增加母乳供應。長期以來茴香被用於處理消化問題，其中成分透過哺乳也能幫助紓緩寶寶的腸絞痛。通常建議將茴香加入日常飲食當作蔬菜食用，也可以飲用茴香茶或以茴香為食物調味。沖泡茶飲的方法是將250-300mL剛煮開的沸水倒入1至2茶匙磨碎的新鮮茴香籽中，蓋上杯蓋後浸泡10至15分鐘即可濾出飲用，每天妳最多可以享用3杯茴香茶。

警告：懷孕期間禁止使用茴香。茴香有誘發癲癇的風險，如果妳有癲癇症、傾向發作或正在服用抗癲癇藥物，請避免使用。如果妳是糖尿病及低血糖患者，應避免使用茴香，它會降低血糖值。

4 - 山羊豆 *Galega officinalis*

原生於歐洲和中東，山羊豆幾個世紀以來皆應用於促進母乳生產。作為著名的催乳劑，乾燥的山羊豆葉片甚至會用於增加山羊和乳牛的乳汁供應。哺乳期間使用山羊豆最常見的形式為茶飲或膠囊。

沖泡茶飲的方法是將250-300mL剛煮開的沸水倒入1至2茶匙乾燥的山羊豆葉片中，蓋上杯蓋後浸泡10至15分鐘即可濾出飲用，每天妳最多可以享用3杯山羊豆茶。如果服用山羊豆膠囊，劑量最高為每次1顆、每天口服3次。警告：山羊豆只能在乾燥後使用，新鮮狀態下的山羊豆有毒，應該避免使用。如果妳是糖尿病及低血糖患者，應避免使用山羊豆，它會降低血糖值。山羊豆是豆科的成員，若對花生、黃豆或苜蓿過敏，請避免使用。

5 - 燕麥 *Avena sativa*

燕麥是美好且營養的藥草，整株植物的各部位皆可用於幫助哺乳媽媽攝取適當充足的礦物質，製造更多的母乳。燕麥富含鎂、磷、鉻、鐵、鈣、維生素 B 群、維生素 A 和 C，可滋補神經系統並撫慰疲憊的身心。

新英格蘭藥草學院（Herbal Academy of New England）指出，燕麥在高壓或筋疲力竭時很有幫助，能夠「緩和情緒、減少焦慮、對抗日常壓力的影響並解決失眠困擾」。燕麥通常經冷泡、料理或烘焙後食用，可以製成燕麥片或加入冰沙和烘焙食品中。冷泡燕麥的方式為混合1000mL的常溫過濾水和1杯燕麥（乾燥的燕麥穀粒最佳，不過任何形式的燕麥都能使用），浸泡隔夜後過濾，儲存於冰箱中供一整天啜飲。

光毒性精油

某些柑橘類精油具有光毒性，當妳使用這些精油在皮膚上，接著暴露於陽光下或紫外線中，塗抹區域的皮膚很快會產生紅疹或曬傷。某些柑橘類精油只要非常少的劑量就能引發光毒性反應，但有些柑橘類精油微量使用是安全的。下方我列出了具有光毒性、需酌量使用的柑橘類精油，以及相對安全的其他品項。

光毒性精油	每 30mL 基底油可加入的最高滴數
佛手柑	4 滴
苦橙（冷壓）	12 滴
葡萄柚	36 滴
檸檬（冷壓）	18 滴
萊姆（冷壓）	6 滴
橘葉	2 滴

無光毒性精油

佛手柑（無呋喃香豆素 FCF，或稱無佛手柑內酯）	橘、橙葉
檸檬（蒸餾）	甜橙
檸檬葉	橘柚
萊姆（蒸餾）	甌柑

3 到 6 個月

這個時期妳可以開始將精油分享給寶寶了，一次只使用一種。每次一種精油並且控制在極低的劑量非常重要，密切關注妳的寶寶是否有任何身體反應或敏感，並允許寶寶的身體慢慢適應它。新的精油一天不要使用超過一種，至少需經過24小時才能再提供另一種新的精油。嚴重的過敏通常出現在吸入或塗抹精油後的15至30分鐘內，可能進一步引發全身性過敏反應；輕微的敏感則通常出現在吸入或塗抹精油後的24小時內，可能導致皮膚出現狀況。外用塗抹時我建議使用0.1%的稀釋劑量，即每30mL的基底油中加入1滴精油。

6 到 24 個月

和3到6個月的寶寶相同，妳在每次打算使用新的精油時都只能選擇一種，以確保妳的寶寶沒有對任何一種精油過敏。外用塗抹時我建議使用0.5%的稀釋劑量，即每30mL的基底油中加入4至5滴精油。

2 到 6 歲

這個年紀的兒童正在發展身體的動作技能，身上各處經常有需要幫忙照料的擦傷。同時他們的嗅覺也逐漸成長，妳可以邀請孩子一同選擇想加入複方中的精油。許多精油具有相同的功能，讓妳的孩子從兩到三種功能相似的精油中自行選擇一種，幫助他們了解自己容易被哪種精油吸引，而自己親手製作的複方對孩子而言也更有魅力。

NOTE 兒童永遠不該吃下精油，精油絕對不能口服。羅伯特・滴莎蘭德（Robert Tisserand）在《精油安全專業指南》（*Essential Oil Safety*）書中提到：「多數精油中毒的案例都和兒童有關，年齡常介於 1 至 3 歲。以美國來說，75% 的案例發生於 6 歲以下兒童。」

若孩子不慎吃下精油，不要催吐，毒物防治中心建議妳直接打給兒科醫師求助。當孩子已出現中毒症狀，請偕同他誤食的精油瓶，立即將他送往最近的急診室。中毒症狀包含腹瀉、胃痛、昏沉、頭暈、發燒、失去胃口和頭痛等。

---

6 歲以上

幾乎所有精油在這個年紀都能安全使用了，現在妳可以教導孩子如何安全的在身上自行使用專屬複方。教他們使用滾珠瓶或精油嗅聞棒，這樣即便孩子離開家中，也能將妳的手作配方放在包包裡隨身攜帶。外用塗抹時我建議使用1.5%至2%的稀釋劑量，即每30mL的基底油中加入13至18滴精油。

不安全與安全的精油

呼！在這短短的篇章中資訊還真不少。如果妳已經開始經歷「孕期金魚腦」──忘東忘西的各種片刻──妳試著記住各個階段的各種建議卻徒勞無功，那麼本書就是妳的參考資料，只要直接在有需求時回來翻閱即可。

秉持這樣的想法，我試著盡可能將一切變簡單，使妳很容易就能查詢到哪些精油適合使用、哪些不行。接下來的幾頁是妳之後可以常回來參考的懶人包，甚至妳可能會想拍照存在手機裡，以便日後到商店而非網路購買精油時能直接對照。

禁用的精油

下列精油具有毒性，所有人都應該避免使用——無論懷孕與否。

- 苦杏仁 *Prunus dulcis* var. *amara*
- 波爾多樹 *Peumus boldus*
- 刺柏（西班牙雪松）
  Juniperus oxycedrus
- 西洋山葵（辣根）
  Armoracia rusticana
- 黑芥末 *Brassica nigra*

- 塔斯馬尼亞侯恩松
  Dacrydium franklinii
- 黃樟（北美檫木）
  Sassafras albidum
- 巴西黃樟
  Nectandra sanguinea
  = *Ocotea odorifera*

- 中國黃樟
  Cinnamomum porrectum
  = *Cinnamomum rigidissimum*
- 加拿大細辛 *Asarum canadense*
- 金葉茶樹（黃金串錢柳）
  Melaleuca bracteata
- 土荊芥
  Chenopodium ambrosioides

懷孕及哺乳應避免使用的精油

下列精油可能導致流產風險或傷害胎兒，也可能在哺乳過程中透過母乳被寶寶攝入，於懷孕及哺乳期間應避免使用。

- 洋茴香 *Pimpinella anisum*
- 八角茴香 *Illicium verum*
- 新喀里多尼亞柏松
  Neocallitropsis pancheri
- 毛蓮蒿 *Artemisia vestita*
- 蒼朮 *Atractylylodes lancea*
- 檸檬羅勒 *Ocimum X citriodorum*

- 甜樺（赤樺） *Betula lenta*
- 黑種草籽 *Nigella sativa*
- 布枯：
  圓葉布枯 *Agathosma betulina*
  橢圓葉布枯 *Agathosma crenulata*
- 小新風輪（山薄荷）
  Calamintha nepeta

- 樟樹
  Cinnamomum camphora
  ct. camphor
- 胡蘿蔔籽 *Daucus carota*
- 中國肉桂 *Cinnamomum cassia*
- 貞潔樹（聖潔莓）
  Vitex agnus-castus
- 錫蘭肉桂皮 *Cinnamomum verum*

懷孕及哺乳應避免使用的精油 續前表

- 澳洲藍絲柏 *Callitris intratopica*
- 蒔蘿籽 *Anethum graveolens*
- 印度蒔蘿 *Anethum sowa*
- 尤加利：
  赤桉 *Eucalyptus camaldulensis*
  藍膠尤加利 *Eucalyptus globulus*
  直幹桉 *Eucalyptus maidenii*
  西澳尤加利（柯奇桉）
  Eucalyptus kochii
  = *Eucalyptus plenissima*
  多苞葉尤加利
  Eucalyptus polybractea
  澳洲尤加利 *Eucalyptus radiata*
  = *Eucalyptus australiana*
  = *Eucalyptus phellandra*
  史密斯尤加利 *Eucalyptus smithii*
- 甜茴香／茴香
  Foeniculum vulgare
- 小白菊（夏白菊）
  Tanacetum parthenium
- 蘇丹乳香（紙皮乳香）
  Boswellia papyrifer
- 纖形花蒿 *Artemisia genepi*
- 羅漢柏（日本雪松）
  Thujopsis dolabratta
- 芳樟
  Cinnamomum camphora ct. linalool

- 牛膝草 *Hyssopus officinalis*
- 非洲艾 *Artemisia afra*
- 頭狀薰衣草（西班牙薰衣草）
  Lavandula stoechas
- 史泰格尤加利
  Eucalyptus staigeriana
- 檸檬香茅 *Cymbopogon flexuosus*
- 山雞椒 *Litsea cubeba*
- 艾：
  南木蒿（青蒿）
  Artemisia arborescens
  艾草（艾蒿） *Artemisia vulgaris*
- 沒藥 *Commiphora myrrha*
- 蜂蜜香桃木 *Melaleuca teretifolia*
- 檸檬香桃木 *Backhousia citriodora*
- 肉豆蔻 *Mysristica fragrans*
- 野馬鬱蘭：
  法蘭西馬鬱蘭（士麥納牛至）
  Origanum onites
  = *Origanum smyrnaeum*
  野馬鬱蘭（普通牛至）
  Origanum vulgare
- 平葉歐芹葉／籽
  Petroselinum sativum
- 胡薄荷（普列薄荷）
  Mentha pulegium

- 胡椒薄荷 *Mentha piperita*
- 粉紅到手香（維琪草）
  Plectranthus fruticosus
- 迷迭香 *Rosmarinus officinalis*
- 芸香 *Ruta graveolens*
- 鼠尾草（大葉鼠尾草）
  Salvia officinalis
- 薰衣葉鼠尾草（西班牙鼠尾草）
  Salvia lavandulaefolia
- 艾菊 *Tanacetum vulgare*
- 檸檬細籽（檸檬茶樹）
  Leptospermum petersonii
- 北美側柏 *Thuja occidentalis*
- 檸檬百里香
  Thymus X citriodorus
- 檸檬馬鞭草 *Aloysia triphylla*
- 美西側柏 *Thuja plicata*
- 冬青（平鋪白珠樹）
  Gaultheria procumbens
- 苦艾 *Artemisia absinthium*
- 蓍草：
  西洋蓍草 *Achillea millefolium*
  利古蓍草 *Achillea nobilis*
- 莪朮 *Curcuma zedoaria*

懷孕及哺乳期間可安全使用的精油

下列精油已證實適量使用於懷孕或哺乳期間是安全的。

快樂鼠尾草標註星號（＊），代表可於哺乳期間使用，但懷孕中使用是不安全的。

這些表格中的精油同時也被認為能夠安全應用於嬰兒或孩童。

- 膠冷杉 *Abies balsamea*
- 佛手柑 *Citrus bergamia*
- 黑胡椒 *Piper nigrum*
- 摩洛哥藍艾菊 *Tanacetum annuum*
- 雪松：
  大西洋雪松 *Cedrus atlantica*
  喜瑪拉雅雪松 *Cedrus deodara*
  維吉尼亞雪松 *Juniperus virginiana*
- 洋甘菊：
  羅馬洋甘菊 *Chamaemelum nobile*
  德國洋甘菊 *Matricaria recutita*
- 爪哇香茅 *Cymbopogon winterianus*
- 快樂鼠尾草＊ *Salvia sclarea*
- 古巴香脂 *Copaifera langsdorfii* = *Copaifera officinalis*
- 芫荽 *Coriandrum sativum*
- 絲柏 *Cupressus sempervirens*
- 蒔蘿全株 *Anethum graveolens*
- 冷杉：
  歐洲冷杉（銀冷杉）*Abies alba*
  北海道冷杉 *Abies sachalinensis*
  西伯利亞冷杉 *Abies sibirica*
- 芳枸葉 *Agonis fragrans*

- 乳香：
  索馬利亞乳香 *Boswellia carterii*
  波葉乳香 *Boswellia frereana*
- 天竺葵 *Pelargonium graveolens*
- 薑 *Zingiber officinale*
- 葡萄柚 *Citrus paradisi*
- 永久花：
  義大利酮永久花
  Helichrysum italicum
  光輝永久花
  Helichrysum splendidum
- 小花茉莉－原精 *Jasminum sambac*
- 杜松漿果 *Juniperus communis*
- 真正薰衣草 *Lavandula angustifolia*
- 穗花薰衣草 *Lavandula latifolia*
- 檸檬 *Citrus limon*
- 檸檬尤加利 *Eucalyptus citriodora*
- 萊姆－蒸餾法 *Citrus aurantifolia*
- 甜馬鬱蘭 *Marjorana hortensis* = *Origanum majorana*
- 橘 *Citrus reticulata*
- 橙花 *Citrus aurantium*

- 甜橙 *Citrus sinensis*
- 玫瑰草 *Cymbopogon martinii*
- 廣藿香 *Pogostemon cablin*
- 苦橙葉 *Citrus aurantium*
- 歐洲赤松 *Pinus sylvestris*
- 沼澤茶樹 *Melaleuca ericifolia*
- 大馬士革玫瑰－蒸餾法（奧圖）
  Rosa damascena
- 花梨木 *Aniba rosaeodora*
- 澳洲檀香 *Santalum spicatum*
- 綠薄荷 *Mentha spicata*
- 挪威雲杉 *Picea abies*
- 甌柑 *Citrus tangerina*
- 茶樹 *Melaleuca alternifolia*
- 沉香醇百里香 *Thymus vulgaris*
- 香草－二氧化碳萃取12%
  Vanilla planfolia
- 岩蘭草 *Vetiveria zizanoides*
- 依蘭依蘭 *Cananga odorata*

三個月以上寶寶的安全精油

下列精油應用於三個月以上的嬰兒是安全的。
這些溫和的精油將會是妳最先為寶寶測試的品項。

- 洋甘菊：
  羅馬洋甘菊 *Chamaemelum nobile*
  德國洋甘菊 *Matricaria rectutita*
- 蒔蘿全株 *Anethum graveolens*
- 真正薰衣草 *Lavandula angustifolia*
- 沼澤茶樹 *Melaleuca ericifolia*
- 甜橙 *Citrus sinensis*

六個月以上寶寶的安全精油

下列精油應用於六個月大的嬰兒是安全的，也能使用前一表格中提供給三個月以上寶寶的精油。

- 佛手柑 *Citrus bergamia*
- 摩洛哥藍艾菊 *Tanacetum annuum*
- 胡蘿蔔籽 *Daucus carota*
- 雪松：
  大西洋雪松 *Cedrus atlantica*
  喜瑪拉雅雪松 *Cedrus deodara*
  維吉尼亞雪松 *Juniperus virginiana*
- 錫蘭肉桂葉 *Cinnamomum verum*
- 錫蘭香茅 *Cymbopogon nardus*
- 芫荽 *Coriandrum sativum*
- 絲柏 *Cupressus sempervirens*
- 西伯利亞冷杉 *Abies sibirica*
- 天竺葵 *Pelargonium graveolens*
- 葡萄柚 *Citrus paradisi*

- 永久花：
  義大利酮永久花
  Helichrysum italicum
  光輝永久花
  Helichrysum splendidum
- 檸檬 *Citrus limon*
- 甜馬鬱蘭 *Marjorana hortensis*
  =*Origanum majorana*
- 橘 *Citrus reticulata*
- 橙花 *Citrus aurantium*
- 玫瑰草 *Cymbopogon martinii*
- 苦橙葉 *Citrus aurantium*
- 松：
  傑克松（灰松）*Pinus divaricata*
  美國赤松 *Pinus resinosa*
  白松（北美喬松）*Pinus strobus*
  歐洲赤松 *Pinus sylvestris*

- 羅文莎葉（桉油樟）
  Cinnamomum camphora ct. cineole
- 大馬士革玫瑰－蒸餾法（奧圖）
  Rosa damascena
- 澳洲檀香 *Santalum spicatum*
- 雲杉：
  挪威雲杉 *Picea abies*
  白雲杉 *Picea glauca*
  黑雲杉 *Picea mariana*
  紅雲杉 *Picea rubens*
- 甌柑 *Citrus tangerina*
- 茶樹 *Melaleuca alternifolia*

2歲以上兒童的安全精油

下列精油應用於2歲以上的兒童是安全的，也可以使用先前安全表格中的其他精油。

- 檸檬羅勒　*Ocimum X citriodorum*
- 甜羅勒　*Ocimum basilicum*
- 安息香：
  藥用安息香　*Styrax benzoin*
  蘇門答臘安息香
  Styrax paralleloneurus
- 黑胡椒　*Piper nigrum*
- 快樂鼠尾草　*Salvia sclarea*
- 丁香花苞／丁香葉
  Syzygium aromaticum
  = *Eugenia aromatica*
  = *Eugenia caryophyllata*
- 古巴香脂　*Copaifera officinalis*
- 索馬利亞乳香　*Boswellia carterii*
- 薑　*Zingiber officinale*
- 牛膝草　*Hyssopus officinalis*
- 杜松漿果　*Juniperus communis*

- 檸檬香茅：
  西印度檸檬香茅
  Cymbopogon citratus
  = *Andropogon citratus*
  東印度檸檬香茅
  Cymbopogon flexuosus
  = *Andropogon flexuosus*
- 萊姆　*Citrus aurantifolia*
- 香蜂草　*Melissa officinalis*
- 沒藥　*Commiphora myrrha*
- 野馬鬱蘭：
  法蘭西馬鬱蘭（士麥納牛至）
  Origanum onites
  = *Origanum smyrnaeum*
  野馬鬱蘭（普通牛至）
  Origanum vulgare
  = *Origanum compactum*
  = *Origanum hirtum*
- 頭狀百里香（西班牙牛至）
  Thymbra capitata
  = *Thymus capitatus*
  = *Coridothymus capitatus*
  = *Satureeja capitata*

- 廣藿香　*Pogostemon cablin*
- 綠薄荷　*Mentha cardiaca*
  = *Mentha spicata*
- 檸檬細籽（檸檬茶樹）
  Leptospermum petersonii
  = *Leptospermum citratum*
  = *Leptospermum liversidgei*
- 百里香：
  普通百里香　*Thymus vulgaris*
  西班牙百里香　*Thymus zygis*
- 薑黃　*Curcuma longa*
- 檸檬馬鞭草
  Aloysia triphylla = *Aloysia citriodora*
  = *Lippa citriodora* = *Lippa triphylla*
- 岩蘭草　*Vetiveria zizanoides*
- 纈草　*Valeriana officinalis*
- 依蘭依蘭　*Cananga odorata*

6歲以上兒童的安全精油

下列精油應用於6歲以上的兒童是安全的，也可以使用先前安全表格中的其他精油。
在適量的情況下，這個年紀已經能夠使用所有成人可用的精油。

- 洋茴香 *Pimpinella anisum*

- 八角茴香 *Illicium verum*

- 白千層：
  巴布亞紐幾內亞白千層
  Melaleuca cajuputi
  白千層
  Melaleuca leucadendron

- 荳蔻 *Elettaria cardamomum*

- 野薄荷 *Mentha arvensis*
  = *Mentha canadensis*

- 尤加利：
  赤桉 *Eucalyptus camaldulensis*
  藍膠尤加利 *Eucalyptus globulus*
  直幹桉 *Eucalyptus maidenii*
  西澳尤加利（柯奇桉）
  Eucalyptus kochii
  = *Eucalyptus plenissima*
  多苞葉尤加利
  Eucalyptus polybractea
  澳洲尤加利 *Eucalyptus radiata*
  = *Eucalyptus australiana*
  = *Eucalyptus phellandra*
  史密斯尤加利 *Eucalyptus smithii*

- 甜茴香／茴香
  Foeniculum vulgare

- 月桂葉 *Laurus nobilis*

- 西班牙馬鬱蘭 *Thymus mastichina*

- 桉油醇綠花白千層
  Melaleuca quinquenervia

- 肉豆蔻 *Myristica fragrans*

- 胡椒薄荷 *Mentha piperita*

- 迷迭香 *Rosmarinus officinalis*

- 鼠尾草：
  藥用鼠尾草（大葉鼠尾草）
  Salvia officinalis
  三葉鼠尾草（希臘鼠尾草）
  Salvia fruiticosa = *Salvia triloba*
  白鼠尾草
  Salvia apiana

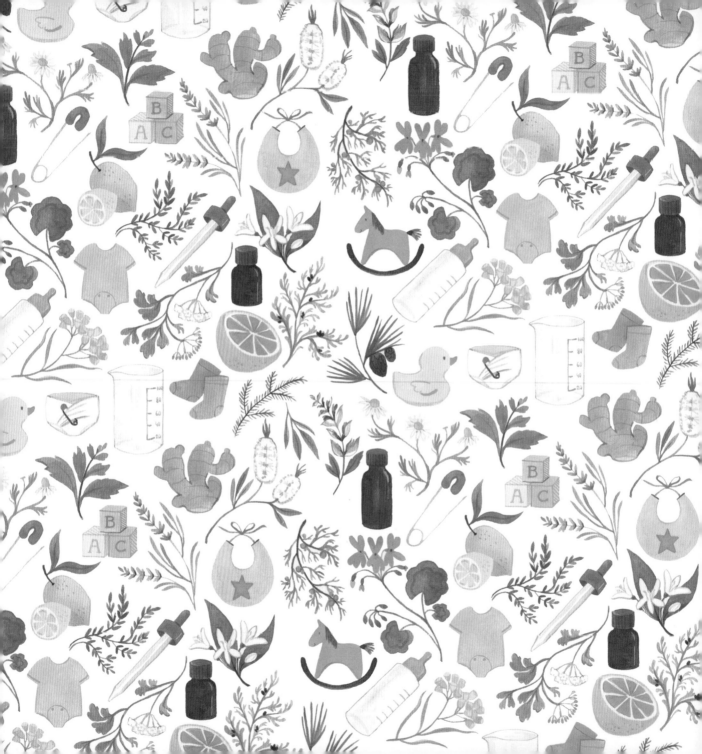

精油療癒配方與用法

除了在擴香儀中加入幾滴喜愛的氣味，妳還能用精油完成更多事情。

這個單元裡，我將針對懷孕期間及產後常發生的症狀提供一些處理方式，妳可以在每種症狀的頁面找到 2 至 3 種加入精油的獨特處方。Chapter3 討論了懷孕時及懷孕期間可能發生的——包含從孕吐到妊娠紋在內的所有困擾；Chapter4 則完全針對進入產程、分娩和哺乳階段的媽媽，除了產房噴霧和紓緩焦慮的複方薰香，妳甚至可以製作乳頭膏，在選擇親餵後妳將因它的存在而感謝我；Chapter5 著眼於撫養孩子期間可能碰上的各種疾病和問題，並提供超過 100 種為嬰兒和兒童量身打造的配方。

每個配方都會具體列出不同年齡層的安全稀釋劑量，甚至也提供替代方案和安全提示，如此一來，妳便能安全的為自己和孩子客製化每個處方。

本書中的每一份配方都將詳細說明使用方法（外用塗抹或薰香吸嗅），同時也事先提醒妳哪些精油具有光敏感性，以確保在使用後避開陽光。書中配方所用到的一切精油對成人和兒童都是安全的，使用這些複方薰香或塗抹在自己身上的過程裡，妳可以確定不會對孩子造成傷害。

器材與工具筆記

若妳是精油新手，可能需要在櫥櫃中備齊一些工具和器材，才能完成本書中的大多數處方。市面上有許多有趣的精油相關工具，妳不必在這趟天然芳香療法之旅啟程前就買下全部，想充分利用本書，只需要準備下列幾項：

擴香器

好的擴香器是芳香療法的必需品。市面上有幾種不同形式的擴香器供妳選購，我個人偏好超音波水氧機。使用超音波水氧機時，加水至水位線，再滴入精油，水氧機會以超音波震盪將水霧和精油分散至整個房間的空氣中。我推薦購買具有不同定時開關設置的擴香器，如此妳可以輕易避免過度暴露於精油中。

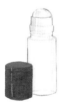

玻璃滾珠瓶（10mL）

滾珠瓶非常適合需要外用塗抹的精油，我總是準備很多滾珠瓶在身邊，重複使用。

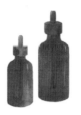

深色精油玻璃瓶

妳可以購買新的瓶器，但留下妳原先用完的精油空瓶，這是最便宜也最棒的取得方式。清潔空瓶時，可以先用鹽填滿，再沖洗乾淨。記住，未稀釋的精油和精油複方都必須儲存在深色玻璃瓶。塑膠永遠不建議用於未稀釋的精油，因為精油能夠溶解塑膠。

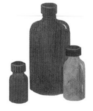

存放和運送用容器

製作專屬療癒配方時，妳需要各式各樣的儲存容器來收納妳的作品。依據成品的不同，妳可能會需要噴霧瓶、金屬小鐵盒、玻璃罐或乳液壓瓶來盛裝這些配方。妳能在網路上找到大部分的容器類型，但我也喜歡回收所有購入並用完的化妝保養品瓶罐。別忘記先消毒它們！我通常會用洗碗精消毒用完的洗髮精空瓶、乳液瓶、噴霧瓶甚至是護唇膏管。

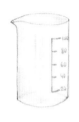

液體量杯

如果妳曾試著用量匙或量杯測量液體,那麼妳可能也體會過試著將內容物倒入容器時產生的各種混亂。這一切在我發現了燒杯型液體量杯後就永遠改變了,這種量杯也有測量盎司或大湯匙的較小版本。

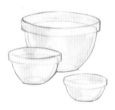

玻璃碗

未稀釋的精油會溶解塑膠甚至使容器脫漆,我建議在混合精油複方時使用玻璃碗。金屬碗也可以使用,但我在製作以皂土為基底的產品時不會選用金屬,以免互相反應並降低礦泥的療癒效果,玻璃碗通常仍是最棒的。

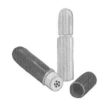

精油嗅聞棒

如同滾珠瓶,精油嗅聞棒便宜且容易取得。我愛它們樸實且個人化的特質,妳可輕易將嗅聞棒收納在皮夾或媽媽包中,並在任何出現需求的時刻立即取出使用。

了解藥用特性

妳將會看到一些醫學術語散布在書中其餘的篇章裡,用以描述配方中植物的特性。有些非常易懂,例如抗沮喪;有些妳可能從未聽過,例如袪風劑。翻到第261頁的簡易詞彙表,以檢索妳將在本書中一次又一次看到的重要術語。

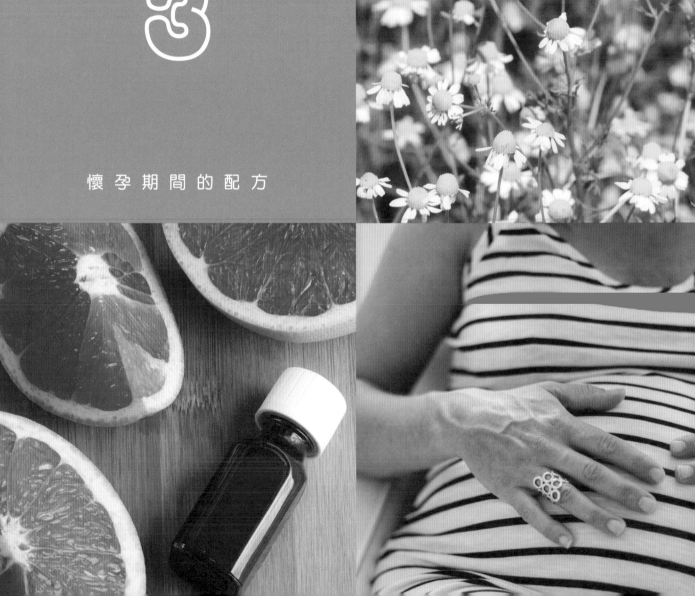

chapter

懷 孕 期 間 的 配 方

痤瘡

懷孕期間的荷爾蒙變化，常使臉上和身上的痤瘡與痘疤增加。若妳尚未採取恰當的臉部清潔方法，那麼現在立即開始，就能幫助妳抵禦大部分的痤瘡問題。每天洗臉兩次後，使用化妝水收斂毛孔，最後再以保濕產品將水分鎖入肌膚中。精油對於清潔和治療皮膚非常有幫助，最適合痘痘肌的精油包括真正薰衣草、茶樹、沼澤茶樹、玫瑰草、甜橙、雪松、絲柏、天竺葵和洋甘菊。

快速祛痘淡疤處方

製作30mL ➥ 外用 ➥ 具光敏性

30mL 大麻籽油
5滴 真正薰衣草精油
5滴 葡萄柚精油
3滴 茶樹精油

1. 將所有成分加入深色玻璃瓶中，搖晃混合均勻。
2. 洗臉後以棉花棒沾取配方，塗抹於痘痘處。在化妝水或保濕產品前使用，如果打算上妝，則塗抹後間隔五分鐘，待配方吸收後再進行。

| 加分成分 |
大麻籽油是我愛用於痘痘肌的基底油之一，但葡萄籽油對於抗痘也同樣優秀，我喜歡同時將大麻籽油和葡萄籽油加入這份處方中！

痘肌專用保濕面油

製作30mL ➥ 外用 ➥ 具光敏性

15mL 大麻籽油　　　　3滴 真正薰衣草精油
7.5mL 荷荷芭油　　　　3滴 玫瑰草精油
7.5mL 葡萄籽油　　　　1滴 檸檬精油（蒸氣蒸餾法）

1. 將所有成分加入附滴管或壓頭的瓶子中，搖晃混合均勻。
2. 清潔臉部，並以化妝水調理。

3. 取2到3滴保濕面油至掌心，雙手搓揉後按摩塗抹全臉。我個人習慣在白天時使用1滴，晚上使用2到3滴。

| 注意 |

冷壓法萃取的檸檬精油具有光敏性，使用後如暴露於陽光下易導致塗抹部位產生紅疹。這份處方是為了全天使用而設計的，因此我建議選擇蒸氣蒸餾法萃取的檸檬精油。

痘肌專用臉部保濕化妝水

製作約120mL ↘ 外用

60mL 金縷梅萃取液　　5滴甜橙精油
10mL 蘆薈膠　　　　　3滴大西洋雪松精油
5mL 蔬菜甘油　　　　　過濾水
5滴真正薰衣草精油

1. 將所有成分加入120mL 容量的噴瓶中，再以過濾水填滿瓶身，搖晃混合均勻。
2. 清潔臉部，使用做好的化妝水噴灑在乾淨肌膚上，再塗抹保濕產品。

| 保存 |

置於陰涼、避光處可保存 6 到 9 個月，也可以存放於冰箱以獲得更長的保存期限（9 到 12 個月）。

| 替代成分 |

想增加保濕和療癒效果，可以將這份處方中的過濾水以純露替代。猜猜我愛用的純露？通常是洋甘菊或金盞花。

過敏

季節性過敏在一年中的任何時候都可能發生。許多人會選擇尤加利精油以紓緩鼻塞和過敏，但孕期應該避免使用尤加利。和尤加利同科的植物如茶樹、沼澤茶樹，是我最喜歡的孕期和兒童安全消毒精油，它們能暢通鼻竇、減輕發炎和協助受刺激的黏膜安定下來。德國洋甘菊是另一種用於過敏和花粉熱的溫和精油，它含有的化學成分天藍烴使精油呈現藍色，並具類似天然抗組織胺的效果。

鼻過敏嗅聞棒

製作 1 份 ⤳ 聞香

15 滴沼澤茶樹精油
10 滴甜橙精油
5 滴德國洋甘菊精油

1. 混合所有精油於一個小玻璃碗中。
2. 以鑷子將芳香嗅聞棒的替芯（棉芯）夾入玻璃碗，來回滾動直到它將所有精油複方全部吸收。
3. 以鑷子將替芯移入嗅聞棒空管，蓋上管子並貼上配方標籤。
4. 每當季節性過敏困擾妳的時候，都可以取出嗅聞棒吸嗅。

| 替代成分 |
妳可以用摩洛哥藍艾菊取代德國洋甘菊精油。摩洛哥藍艾菊於孕期間使用和嬰兒應用都是安全的，
同時也含有讓德國洋甘菊呈現藍色的同一種天藍烴成分。

花粉熱擴香複方

製作約 15 mL ⤳ 聞香

5 mL 沼澤茶樹精油　　　　3.75 mL 真正薰衣草精油
3.75 mL 西伯利亞冷杉精油　45 滴檸檬精油

1. 將所有精油加入一個空的精油瓶（或任何有滴頭的深色玻璃瓶）中，輕輕搖晃至混合均勻。
2. 取 10 滴複方滴入擴香器，每次使用以 10 到 15 分鐘為單位（運作 10 到 15 分鐘，關閉 30 分鐘），
   讓氣味在整個空間中擴散，以避免接觸過量精油。

| 操作提示 |
若想製作成芳香嗅聞棒，請參考上面的「鼻過敏嗅聞棒」的步驟，將其中的 30 滴精油以這份複方精
油取代。

抗敏蒸氣芳香鹽

製作 1 份 ⤳ 聞香

2 滴乳香精油　　　　　2 滴甜橙精油
2 滴真正薰衣草精油　　1/4 杯（約 120 g）海鹽

1. 取一個小玻璃碗，混合所有成分直到精油均勻分散於鹽中。
2. 煮沸1到1.5公升的水，另外把混合好的芳香鹽裝入一個大碗內。
3. 將煮沸的水倒在芳香鹽上，攪拌至全部的鹽溶解為止。
4. 用一條毛巾蓋住妳的頭，然後將臉移到碗的上方，讓毛巾像帳篷一樣把蒸氣包覆在內。
5. 閉上眼睛，使臉距離熱水約15到25公分並吸入蒸氣，每次吸入不超過10分鐘。

焦慮

現今忙碌的生活方式，讓許多女性在整個孕期間皆倍感壓力和焦慮——不論是第一胎或者是最後一胎——這都是完全正常的。騰出時間讓自己小憩一會兒非常重要，妳可以嘗試冥想、瑜伽或在自然環境中快走，以幫助釋放壓力和焦慮。有助減輕各種生活壓力的精油包含真正薰衣草、洋甘菊、檸檬、甜橙、葡萄柚、芫荽、佛手柑、香草、檀香、依蘭依蘭、雪松和橙花。

無憂開心滾珠瓶
製作10mL ↝ 外用 ↝ 具光敏性

1滴葡萄柚精油
1滴羅馬洋甘菊精油
1滴甜橙精油
分餾椰子油

1. 將葡萄柚、羅馬洋甘菊和甜橙精油滴入容量10mL的玻璃滾珠瓶中。
2. 加入夠裝滿滾珠瓶的分餾椰子油，關上滾珠頭和蓋子，輕輕搖晃混合。別忘了為成品貼上標籤。
3. 將配方滾在頸後、胸口和手腕，任何感到焦慮或壓力的時刻皆可使用。

| 替代成分 |
若妳手邊沒有洋甘菊精油，可改以真正薰衣草精油製作這個配方。

抗焦慮擴香複方

製作15mL ↘ 外用 ↘ 聞香 ↘ 具光敏性

5mL 佛手柑精油　　　　　3.75mL 真正薰衣草精油
3.75mL 葡萄柚精油　　　　2.5mL 芫荽精油

1. 將所有精油加入一個空的精油瓶（或任何有滴頭的深色玻璃瓶）中，輕輕搖晃至混合均勻。
2. 取10滴複方滴入擴香器，每次使用以10到15分鐘為單位（運作10到15分鐘，關閉30分鐘），讓氣味在整個空間中擴散，以避免接觸過量精油。

| 操作提示 |

這瓶複方精油也可用於按摩油或妳喜歡的無香乳液中，只要取8到9滴與30mL的基底油或乳液混合均勻即可。注意佛手柑和葡萄柚精油皆具有光敏性，塗抹此配方於皮膚時一定要稀釋，會暴露在陽光下時須格外小心。

抗焦慮空間噴霧

製作180mL ↘ 聞香

25滴佛手柑精油　　　　　30mL 40%伏特加
20滴真正薰衣草精油　　　150mL 過濾水
15滴橙花精油

1. 將所有成分加入噴瓶中並搖晃使之混合。
2. 噴灑於空間中或枕頭和家具上。

背痛

我人生的第一個二十年裡，經歷的背部手術次數比多數人一生會經歷的還要多，因此在緩解背痛的方面，可說已是專家等級。造成背痛的原因有很多，包含受傷、椎間盤突出、關節炎，甚至只是因為妳懷孕時隆起的肚子重量。無論如何，多數的背痛可透過使用精油紓緩，我最喜歡用於處理和緩解背痛的精油，包括了真正薰衣草、沼澤茶樹、甜馬鬱蘭、西伯利亞冷杉、絲柏、杜松漿果、永久花、洋甘菊、黑胡椒和綠薄荷。

消炎軟膏

製作120mL ↘ 外用

90mL 未精煉椰子油　　　　　10滴沼澤茶樹精油
30g 蜂蠟片　　　　　　　　　8滴西伯利亞冷杉精油
10滴真正薰衣草精油　　　　　8滴甜馬鬱蘭精油

1. 取一個小鍋子低溫加熱，融化椰子油與蜂蠟。
2. 完全融化後立即把鍋子移離熱源，拌入真正薰衣草、沼澤茶樹、西伯利亞冷杉和甜馬鬱蘭精油。
3. 將混合後的內容物倒入梅森罐，放入冰箱20分鐘使其硬化。
4. 使用時，取2cm 大小的軟膏塗抹在疼痛位置，按摩至吸收。
5. 存放於陰涼、避光處。

*譯註：蜂蠟熔點約65℃上下，溫度過高可能使配方中其他冷壓油脂變質。建議將溫度控制在70℃左右，直火加熱不易控溫時，可改採隔水加熱。

| 加分成分 |

若想盡可能達到最佳的背痛緩解作用，可以先取2大匙的山金車花朵加入融化的椰子油中，低溫加熱浸泡1小時。之後濾除花朵，以浸泡油繼續完成上述處方。

背部按摩油

製作120mL ↘ 外用

120mL 椰子油　　　　　　　8滴芫荽精油
10滴甜馬鬱蘭精油　　　　　8滴綠薄荷精油
10滴沼澤茶樹精油

1. 取一個小鍋子低溫加熱，融化椰子油。
2. 完全融化後立即把鍋子移離熱源，加入甜馬鬱蘭、沼澤茶樹、芫荽和綠薄荷精油，攪拌混合。
3. 倒入梅森罐，放入冰箱20分鐘使其硬化。
4. 使用時，取少量軟膏塗抹在不舒服的區域並按摩至吸收。
5. 存放於陰涼、避光處。

改善背痛浴鹽

製作1份，外用

5滴真正薰衣草精油
3滴羅馬洋甘菊精油
2滴永久花精油

15mL 無香洗髮精或液態橄欖皂
400g 瀉鹽*

* 譯註：瀉鹽主成分為七水合硫酸鎂（Magnesium Sulfate Heptahydrate），常用於泡澡以放鬆壓力、減輕疲勞。

1. 先在一個小碗中，將洗髮精或液態皂與真正薰衣草、羅馬洋甘菊和永久花精油攪拌均勻。
2. 以中碗盛裝瀉鹽，拌入混合精油的皂液。
3. 為浴缸注入泡澡水的同時，倒入上述混合好的配方。

| 替代成分 |

妳也可以改用喜歡的基底油取代這份配方中的無香皂液，但在起身離開時要非常小心，因為油脂會使浴缸變得容易滑倒。

乳房觸痛

對許多女性來說，乳房觸痛是她們發現自己懷孕的初始徵兆之一。就我而言，這個症狀很不幸的延續了整個孕期，幸好在使用真正薰衣草和甜馬鬱蘭精油按摩後，獲得極佳的緩解。其他對於減輕乳房脹痛感極有幫助的精油還有洋甘菊、依蘭依蘭、葡萄柚、沼澤茶樹、天竺葵、乳香和永久花。

乳房舒緩按摩油

製作60mL，外用

60mL 未精煉椰子油
8滴真正薰衣草精油
6滴甜馬鬱蘭精油
4滴絲柏精油

1. 取一個小鍋子低溫加熱，融化椰子油。
2. 完全融化後立即把鍋子移離熱源，加入真正薰衣草、甜馬鬱蘭和絲柏精油，攪拌混合。
3. 倒入梅森罐並存放於陰涼、避光處。
4. 感覺疼痛或敏感的時候，取少量按摩妳的乳房。

| 安全提示 |
若妳目前同時在親餵另一個孩子，則應在哺乳後立即運用這份複方油按摩乳房，使精油有足夠時間在下一次哺乳前被妳的皮膚吸收。

咪咪消炎軟膏
製作120mL ⇢ 外用

90mL 未精煉椰子油　　　　12滴沼澤茶樹精油
30g 蜂蠟片　　　　　　　　8滴德國洋甘菊精油
16滴真正薰衣草精油

1. 取一個小鍋子低溫加熱，融化椰子油與蜂蠟。
2. 完全融化後立即把鍋子移離熱源，加入真正薰衣草、沼澤茶樹和德國洋甘菊精油。
3. 倒入梅森罐，放入冰箱20分鐘使其硬化，儲存在陰涼、避光處。
4. 使用時，取2cm 大小塗抹在乳房並按摩至吸收。

| 替代成分 |
若妳手邊沒有德國洋甘菊精油，可改用羅馬洋甘菊或天竺葵精油取代。

腕隧道症候群

說來奇怪，腕隧道症候群（又稱正中神經壓迫）是懷孕女性普遍會遇到的問題。若妳原本沒有這種困擾，懷孕期間仍可能因體液滯留變嚴重導致正中神經受到的壓迫增加，進而出現症狀。因懷孕導致的腕隧道症候群通常會自行好轉，但同時妳仍可以使用特定精油（真正薰衣草、甜馬鬱蘭、沼澤茶樹、綠薄荷、CO_2 薑黃、絲柏、乳香和永久花）協助減輕疼痛和壓迫感。

暖薑止痛軟膏

製作約120mL ⤳ 外用

90mL 初榨橄欖油　　　10滴真正薰衣草精油
30g 蜂蠟片　　　　　　6滴甜馬鬱蘭精油
20滴薑精油

1. 取一個小鍋子低溫加熱，為橄欖油與蜂蠟加溫。
2. 完全融化後立即把鍋子移離熱源，加入薑、真正薰衣草和甜馬鬱蘭精油。
3. 倒入梅森罐，放入冰箱20分鐘使其硬化，儲存在陰涼、避光處。
4. 使用時，取2cm 大小的軟膏塗抹在疼痛區域並按摩至吸收。

| 加分成分 |

想增加這份軟膏的療效，可以先取 2 大匙的聖約翰草加入橄欖油中，低溫加熱浸泡 1 小時。之後濾除植材，以浸泡油繼續完成上述處方。聖約翰草正是以其天然抗發炎和止痛（包含神經痛）的特性著名。

腕隧道按摩油

製作120mL ⤳ 外用

120mL 未精煉椰子油
16滴絲柏精油
14滴真正薰衣草精油
6滴薑黃精油（超臨界二氧化碳萃取法）

1. 取一個小鍋子低溫加熱，融化椰子油。
2. 完全融化後立即把鍋子移離熱源，加入絲柏、真正薰衣草和 CO_2 薑黃精油，攪拌混合。
3. 倒入梅森罐，放入冰箱20分鐘使其硬化，儲存在陰涼、避光處。
4. 使用時，取少量軟膏塗抹在疼痛處並按摩至吸收。

| 加分成分 |

想增加這份按摩油的療效，可以取 2 至 4 大匙的卡宴辣椒粉加入椰子油中，低溫加熱浸泡 1 小時，過濾後再以浸泡油繼續完成上述處方。卡宴辣椒是一種美妙的止痛劑，同時也有助於促進循環。

便祕

隨著孕期間各種荷爾蒙的變化，便祕成了常見的困擾。喝大量的水和吃許多新鮮蔬果將有助於維持腸胃規律蠕動，而精油也能減緩便祕引起的部分疼痛和排氣症狀。可以在便祕時帶來幫助的精油有蒔蘿全株、洋甘菊、綠薄荷、薑、甜橙、檸檬、乳香、苦橙葉和芫荽。

腹部按摩油 #1
製作120mL ≫ 外用

120mL 未精煉椰子油
20滴甜橙精油
10滴羅馬洋甘菊精油
6滴蒔蘿全株精油

1. 取一個小鍋子低溫加熱，融化椰子油。
2. 完全融化後立即把鍋子移離熱源，加入甜橙、羅馬洋甘菊和蒔蘿全株精油，攪拌混合。
3. 倒入梅森罐，放入冰箱20分鐘使其硬化，儲存在陰涼、避光處。
4. 使用時，取少量塗抹在妳的腹部並按摩至吸收。

腹部按摩油 #2
製作120mL ≫ 外用

120mL 未精煉椰子油
16滴甜橙精油
10滴黑胡椒精油
10滴薑精油

1. 取一個小鍋子低溫加熱，融化椰子油。
2. 完全融化後立即把鍋子移離熱源，加入甜橙、黑胡椒和薑精油，攪拌混合。
3. 倒入梅森罐，放入冰箱20分鐘使其硬化，不使用時須儲存在陰涼、避光處。
4. 使用時，取少量塗抹在妳的腹部並按摩至吸收。

助消化軟膏

製作120mL ↝ 外用

90mL 未精煉椰子油　　　　10滴羅馬洋甘菊精油
30g 蜂蠟片　　　　　　　　10滴綠薄荷精油
10滴薑精油　　　　　　　　6滴黑胡椒精油

1. 取一個小鍋子低溫加熱，融化椰子油與蜂蠟。
2. 完全融化後立即把鍋子移離熱源，加入薑、羅馬洋甘菊、綠薄荷和黑胡椒精油，攪拌混合。
3. 倒入梅森罐，放入冰箱20分鐘使其硬化，儲存在陰涼、避光處。
4. 使用時，取2cm 大小塗抹在妳的腹部並按摩至吸收。

感冒和流感

當妳得了感冒或流感，可能會經歷各式各樣的症狀，例如發燒、畏寒、身體痠痛、咳嗽、喉嚨痛、流鼻水和鼻塞等。多數感冒和流感的症狀很相似，因此它們可以用同一份配方處理。本章另有篇幅針對咳嗽、鼻塞和痠痛列出處方，所以此處提供的會是消滅家中病原體的方法、感冒和流感的泡澡配方及退燒敷布做法。對擊退感冒和流感有利的精油很多，包含真正薰衣草、茶樹、西伯利亞冷杉、絲柏、杜松漿果、綠薄荷、沼澤茶樹、甜馬鬱蘭、乳香、洋甘菊、雲杉、所有柑橘、玫瑰草、摩洛哥藍艾菊和歐洲赤松精油。

抗病原體擴香複方

製作15mL ↝ 聞香

5mL 沼澤茶樹精油
3.75mL 真正薰衣草精油
3.75mL 甜馬鬱蘭精油
2.5mL 西伯利亞冷杉精油

1. 將所有精油加入一個空的精油瓶（或任何有滴頭的深色玻璃瓶）中，輕輕搖晃至混合均勻。
2. 取10滴複方滴入擴香器，每次使用以10到15分鐘為單位（運作10到15分鐘，關閉30分鐘），讓氣味在整個空間中擴散，以避免接觸過量精油。

將這瓶複方精油滴入加濕器中，或以椰子油稀釋塗抹在胸口和身上（外用塗抹前永遠必須稀釋）。

療癒浴鹽

製作1份 ⇨ 外用 ⇨ 聞香

5滴沼澤茶樹精油　　　　　15mL 無香洗髮精或液態橄欖皂
3滴乳香精油　　　　　　　400g 瀉鹽
3滴真正薰衣草精油

1. 先在一個小碗中，將洗髮精或液態皂與沼澤茶樹、乳香和真正薰衣草精油攪拌均勻。
2. 以中碗盛裝瀉鹽，拌入混合精油的皂液。
3. 為浴缸注入泡澡水的同時，倒入上述混合好的配方。

| 替代成分 |

妳也可以改用喜歡的基底油取代這份配方中的無香皂液，但在起身離開時要非常小心，因為油脂會使浴缸變得容易滑倒。

退燒降溫敷布

製作1份 ⇨ 外用 ⇨ 聞香

5滴綠薄荷精油　　　　　　15mL 蘆薈膠
3滴西伯利亞冷杉精油　　　30mL 未濾過的蘋果生醋
2滴檸檬精油　　　　　　　960mL 冷水

1. 將綠薄荷、西伯利亞冷杉和檸檬精油在小碗內與蘆薈膠攪拌均勻。
2. 於水盆內加入醋、水及混合過的蘆薈膠，攪拌在一起。
3. 使用時，將毛巾浸入配方裡並擰去多餘液體，貼敷於額頭和雙腿以協助身體散熱。

| 替代成分 |

妳可以將配方中的水改為胡椒薄荷茶，先將 1/2 杯的胡椒薄荷葉加入 960mL 沸水中浸泡 15 至 20 分鐘，再加入能讓茶水冷卻──而不冰涼──剛好分量的冰塊。

咳嗽

並非所有咳嗽的起因皆相同。咳嗽分為兩種類型：乾咳與濕咳，兩者分別需要不同的處理方式。發作時若為劇烈的痙攣性咳嗽，且／或伴隨著喉嚨搔癢，可視為乾咳；如果咳嗽時持續有痰和黏液產生，則屬於濕咳。乾咳需要鎮定及安撫咳嗽的配方，而濕咳則須排出產生的痰液。我喜歡用於緩解咳嗽和排除痰液的一些精油包含真正薰衣草、茶樹、沼澤茶樹、西伯利亞冷杉、絲柏、歐洲赤松、杜松漿果、乳香、洋甘菊、綠薄荷、摩洛哥藍艾菊和檸檬。

乾咳用胸腔按摩膏

製作120mL ↘ 外用 ↘ 聞香

120mL 未精煉椰子油　　　10滴甜馬鬱蘭精油
10滴西伯利亞冷杉精油　　6滴綠薄荷精油
10滴真正薰衣草精油

1. 取一個小鍋子低溫加熱，融化椰子油。
2. 完全融化後立即把鍋子移離熱源，加入西伯利亞冷杉、真正薰衣草、甜馬鬱蘭和綠薄荷精油，攪拌混合。
3. 倒入梅森罐，放入冰箱20分鐘使其硬化。
4. 存放於陰涼、避光處。
5. 塗抹按摩在胸口、背部和腳底，並於使用後立即穿上襪子包覆雙腳。

祛痰用胸腔按摩膏

製作120mL ↘ 外用 ↘ 聞香

120mL 未精煉椰子油　　　10滴真正薰衣草精油
10滴絲柏精油　　　　　　6滴茶樹精油
10滴乳香精油

1. 取一個小鍋子低溫加熱，融化椰子油。
2. 完全融化後立即把鍋子移離熱源，加入絲柏、乳香、真正薰衣草和茶樹精油，攪拌混合。

3. 倒入梅森罐，放入冰箱20分鐘使其硬化，儲存在陰涼、避光處。

4. 使用時，塗抹按摩在胸口、背部和腳底，並於使用後立即穿上襪子包覆雙腳。

緩咳擴香複方

製作15mL ↘ 聞香

5mL 西伯利亞冷杉精油
5mL 沼澤茶樹精油
2.5mL 絲柏精油
2.5mL 真正薰衣草精油

1. 將所有精油加入一個空的精油瓶（或任何有滴頭的深色玻璃瓶）中，輕晃瓶子使其混合均勻。

2. 取10滴複方滴入擴香器，每次使用以10到15分鐘為單位（運作10到15分鐘，關閉30分鐘），讓氣味在整個空間中擴散，以避免接觸過量精油。

憂鬱

任何人都可能在孕期間或生產後經歷憂鬱，重要的是時時注意妳的情緒狀態，並且將心中感受與他人分享。精油在提振情緒、減輕壓力和憤怒，甚至是鬆開緊繃的身體等效果上都已留下許多紀錄。我喜愛用於處理憂鬱的精油有真正薰衣草、洋甘菊、橙花、檀香、依蘭依蘭、葡萄柚、甜橙、佛手柑、乳香、天竺葵和甜馬鬱蘭。

抗憂鬱擴香複方 #1

製作約15mL → 聞香 → 貝光敏性

6.25mL 葡萄柚精油
6.25mL 甜橙精油
25滴橙花精油
25滴依蘭依蘭精油

1. 將所有精油加入一個空的精油瓶（或任何有滴頭的深色玻璃瓶）中並輕晃瓶子使其混合均勻。
2. 取10滴複方滴入擴香器，每次使用以10到15分鐘為單位（運作10到15分鐘，關閉30分鐘），
   讓氣味在整個空間中擴散，以避免接觸過量精油。

| 操作提示 |

這瓶複方精油可以加進妳喜歡的乳液裡或以椰子油稀釋，用於按摩胸口和身體。由於配方十分強烈，
外用前別忘了先稀釋，且葡萄柚精油具有光敏性，陽光下須小心使用。

抗憂鬱擴香複方 #2

製作15mL → 聞香

5mL 甜馬鬱蘭精油
3.75mL 真正薰衣草精油
3.75mL 甌柑精油
2.5mL 乳香精油

1. 將所有精油加入一個空的精油瓶（或任何有滴頭的深色玻璃瓶）中並輕晃瓶子使其混合均勻。
2. 取10滴複方滴入擴香器，每次使用以10到15分鐘為單位（運作10到15分鐘，關閉30分鐘），
   讓氣味在整個空間中擴散，以避免接觸過量精油。

| 替代成分 |

若妳手邊沒有甌柑精油，任何其他的柑橘精油都能達到相似效果，我最愛用的是甜橙或佛手柑精油。

快樂媽咪嗅聞棒

製作1份 ↘ 聞香

10滴佛手柑精油
10滴檸檬精油
8滴芫荽精油
2滴依蘭依蘭精油

1. 混合所有精油於一個小玻璃碗中。
2. 以鑷子將芳香嗅聞棒的替芯（棉芯）夾入玻璃碗，來回滾動直到它將所有精油複方全部吸收。
3. 以鑷子將替芯移入嗅聞棒空管，蓋上管子並貼上配方標籤。
4. 任何在困境中渴望獲得支持或快樂的時刻，妳都可以取出嗅聞棒吸嗅。

暈眩

暈眩可能在任何時刻發作，這導致懷孕媽媽難以站穩和保持平衡。荷爾蒙的增加使血管舒張，進而降低血壓造成暈眩。真正薰衣草、綠薄荷、檸檬、甜橙、葡萄柚、沼澤茶樹、洋甘菊、絲柏、西伯利亞冷杉、乳香、薑和杜松漿果精油都能夠協助穩定妳的平衡，打開感官也重新啟動身體循環。

保持穩定芳香嗅聞棒

製作1份 ↘ 聞香

15滴甜橙精油
10滴綠薄荷精油
5滴檸檬精油

1. 混合所有精油於一個小玻璃碗中。
2. 以鑷子將芳香嗅聞棒的替芯（棉芯）夾入玻璃碗，來回滾動直到它將所有精油複方全部吸收。
3. 以鑷子將替芯移入嗅聞棒空管，蓋上管子並貼上配方標籤。
4. 每當暈眩發作時，可立即取出吸嗅。

媽咪防暈擴香鹽

製作1份 ~ 聞香

7滴檸檬精油
5滴沼澤茶樹精油
3滴綠薄荷精油
粗或細的海鹽

1. 取一個10mL容量的玻璃瓶,加入檸檬、沼澤茶樹和綠薄荷精油。
2. 以海鹽填滿瓶子的剩餘空間。
3. 當妳發現暈眩感正在襲來時,將玻璃瓶拿至鼻子下輕晃同時深深吸嗅。

| 安全提示 |
過度吸入精油可能導致頭痛和暈眩,避免連續暴露於精油中超過30分鐘。

耳道感染

「耳道感染的徵兆一出現,必須立刻給予抗生素治療」是種常見迷思。造成耳道感染的大多是病毒而非細菌,這導致抗生素療法效果不佳。甚至疾病管制與預防中心(Centers for Disease Control)也同意:「多數耳道感染即便不用抗生素治療,通常也能自行好轉。」* 許多研究顯示,在非必要的情況下使用抗生素可能有害。部分精油如真正薰衣草、洋甘菊、沼澤茶樹、玫瑰草、茶樹、甜馬鬱蘭和乳香,能夠協助降低耳道感染引起的發炎反應並紓緩疼痛,在身體與病毒對戰時給予支援。

* 譯註:美國 CDC 原文為「Some ear infections, such as middle ear infections, need antibiotic treatment, but many can get better on their own without antibiotics.」,簡譯即「除了中耳炎須使用抗生素治療,其餘耳道感染經常能夠自行復原」,第171頁之配方亦同。

大蒜耳道舒緩油

製作120mL ↘ 外用

120mL 初榨橄欖油　　　3滴玫瑰草精油
3瓣大蒜，切碎　　　　　3滴沼澤茶樹精油
9滴真正薰衣草精油

1. 取一個小鍋子低溫加熱，混合橄欖油與蒜末，將蒜末浸於油中低溫加熱1至3小時。
2. 鍋子移離熱源，以細篩網或紗布過濾，流出的橄欖油收集於玻璃碗中，務必注意不讓任何蒜末殘留在浸泡油裡。
3. 加入真正薰衣草、玫瑰草和沼澤茶樹精油，輕輕搖晃混合均勻，儲存於深色玻璃滴管瓶。
4. 使用前，可採取下列任一方式溫熱配方：瓶身放入一碗熱水中浸泡3到5分鐘；以雙手搓揉瓶身至溫熱；以熱水沖洗滴管外側，然後在吸取油脂前快速擦乾。請在前臂先測試油溫，就像妳為寶寶加熱牛奶或洗熱水澡前會做的一樣。使用時，每4小時在兩側耳朵分別滴入2至3滴溫熱的耳道舒緩油，永遠都要同時處理兩邊耳朵，因為耳道感染可能從一側耳朵傳至另一側。

| 安全提示 |

這個配方對於外耳炎（swimmer's ear）或其他因耳道進水而產生的感染無效——實際上，使用這個配方可能使上述感染狀況變得更糟。耳膜穿孔者不能使用此配方，這類患者不能將任何東西倒入耳朵內。想了解孩子的耳朵裡到底發生什麼事，妳可以準備一支 Dr. Mom 的耳鏡（網址：DrMomOtoscope.com）在醫藥箱中。

耳朵頸側按摩油

製作60mL ↘ 外用

60mL 未精煉椰子油
8滴真正薰衣草精油
6滴沼澤茶樹精油
4滴德國洋甘菊精油

1. 取一個小鍋子低溫加熱，融化椰子油。
2. 完全融化後立即把鍋子移離熱源，加入真正薰衣草、沼澤茶樹和德國洋甘菊精油，攪拌混合。
3. 倒入梅森罐，放入冰箱20分鐘使其硬化，儲存在陰涼、避光處。
4. 使用時，取少量塗抹於耳朵周圍和頸部，按摩至吸收。

水腫和腫脹

懷孕期間，女性的身體會比平常多製造將近50％的液體，以容納在子宮中成長的寶寶。水腫和腫脹是懷孕時的正常生理現象，由這些額外液體積聚而成。真正薰衣草、絲柏、葡萄柚、杜松漿果、洋甘菊、薑、檸檬、綠薄荷、茶樹、天竺葵和沼澤茶樹等精油，可幫助減輕部分腫脹感，並維持妳的體液循環流動。

舒緩足浴

製作1份 → 外用

4滴絲柏精油　　　　　　　15mL 蘆薈膠
2滴葡萄柚精油　　　　　　200g 瀉鹽
2滴真正薰衣草精油

1. 先在一個小碗中，將蘆薈膠與絲柏、葡萄柚和真正薰衣草精油攪拌均勻。
2. 以一個大攪拌碗盛裝瀉鹽，拌入蘆薈膠混合物。
3. 將水（加熱到妳喜歡的溫度）倒在芳香鹽上，攪拌至溶解。
4. 雙腳泡進足浴熱水中，直到妳感覺舒服為止。

循環按摩油

製作120mL → 外用

120mL 未精煉椰子油
16滴薑精油
10滴真正薰衣草精油
10滴檸檬精油

1. 取一個小鍋子低溫加熱，融化椰子油。
2. 完全融化後立即把鍋子移離熱源，加入薑、真正薰衣草和檸檬精油，攪拌混合。
3. 倒入梅森罐，放入冰箱20分鐘使其硬化，儲存在陰涼、避光處。
4. 使用時，取少量塗抹在水腫區域並按摩至吸收。

放鬆消炎浴鹽

製作1份 ↗ 外用

5滴真正薰衣草精油　　　　15mL 無香洗髮精或液態橄欖皂
3滴絲柏精油　　　　　　　400g 瀉鹽
2滴檸檬精油

1. 先在一個小碗中，將洗髮精或液態皂與真正薰衣草、絲柏和檸檬精油攪拌均勻。
2. 以中碗盛裝瀉鹽，拌入混合精油的皂液。
3. 為浴缸注入泡澡水的同時，倒入上述混合好的配方。

│ 加分成分 │

有些精油對孕婦而言過於強烈，這時妳可以改用對應它們的完整藥草。迷迭香和蕁麻都很適合加入
這份泡澡水中，將兩種藥草各取 1/2 杯裝入一只濾茶袋或乾淨的舊襪子，開口封緊後丟進浴缸。

胎位

順產的最佳胎位為頭部朝下，面朝妳的脊椎內側。雖然無法保證能夠說服寶寶轉向，但妳仍可以在
第三孕期間嘗試精油按摩，以幫助寶寶放鬆進入正常胎位。當使用在孕肚上時，綠薄荷精油會產生
一陣涼感，據說能夠藉此刺激寶寶改變胎位。

改變胎位按摩油 #1

製作30mL ↗ 外用

30mL 未精煉椰子油
9滴綠薄荷精油

1. 取一個小玻璃碗混合椰子油和綠薄荷精油。
2. 使用時，將按摩油塗抹在隆起的肚子上，從單側臀部像畫彩虹般帶過肚子頂端至對側臀部。

改變胎位按摩油 #2

製作30mL ↝ 外用

30mL 未精煉椰子油
9滴沼澤茶樹精油

1. 取一個小玻璃碗混合椰子油和沼澤茶樹精油。
2. 使用時，將按摩油塗抹在隆起的肚子上，從單側臀部像畫彩虹般帶過肚子頂端至對側臀部。

B 群鏈球菌／細菌性陰道炎

B 群鏈球菌是一種細菌性的陰道感染。多數人的腸道中都存在著 B 群鏈球菌，它們會因某些因素而移生至陰道（注意廁間衛生也能降低細菌傳播的機率）。使用具有抗菌力的藥草或精油可以輕鬆對付 B 群鏈球菌，這類精油包含真正薰衣草、茶樹和沼澤茶樹，此外，玫瑰草精油也能幫助減緩發炎及殺死陰道中的壞菌。

抗菌坐浴

製作1份 ↝ 外用

240mL 金縷梅萃取液　　5滴真正薰衣草精油
60mL 蘆薈膠　　　　　3滴茶樹精油
1杯（約480g）海鹽

1. 取一個中碗將金縷梅萃取液、真正薰衣草和茶樹精油與蘆薈膠攪拌在一起。
2. 以另一個中碗盛裝海鹽，再拌入蘆薈膠混合物。
3. 注水的同時倒入上述混合好的配方，將浴缸水量填至1/4到半滿。
4. 坐進浴缸，並將妳的下半身泡在水中至少20分鐘。

| 加分成分 |
紓緩抗菌的藥草如薰衣草和金盞花，能使這份坐浴處方更為出色。將兩種藥草各取 1/2 杯裝入一只濾茶袋或乾淨的舊襪子，開口封緊後丟進浴缸中。

陰道抗菌擦拭巾

製作24張 ≫ 外用

15 mL 未精煉椰子油
5滴真正薰衣草精油
3滴茶樹精油
120 mL 薰衣草純露

1. 取一個小鍋子低溫加熱融化椰子油，加入真正薰衣草和茶樹精油，攪拌混合。
2. 將薰衣草純露倒進小玻璃碗，再將混合後的椰子油倒入攪拌。
3. 取12張紙巾對半裁切，疊好放入有蓋的玻璃容器中，將薰衣草混合液倒在整疊紙巾上，紙巾必須吸附所有的液體。
4. 為做好的擦拭巾蓋上蓋子，不使用時須冷藏，最多可保存1個月。

細菌抗戰棉條

製作4根 ≫ 外用

120 mL 未精煉椰子油
3滴真正薰衣草精油
1滴茶樹精油
4根有機棉條

1. 取一個小鍋子低溫加熱，融化椰子油。
2. 移離熱源後將油倒進梅森罐，加入真正薰衣草和茶樹精油，攪拌混合。
3. 將棉條一一浸入油中直到完全吸飽，取出裝進夾鏈袋並冷凍20分鐘使其硬化，存放在冰箱中。
4. 使用方法為連續七天、每天睡前取一根棉條放入陰道中，一早起床時再將其移除。有需要時可重複進行。

| 加分成分 |

想讓這些棉條更加安撫和有效，可預先將鎮定抗菌類的藥草浸泡於椰子油中，包含真正薰衣草、洋甘菊、迷迭香、金盞花和車前草。讓油和藥草在低溫下加熱浸泡2小時，使用前濾除植材即可。

頭痛

頭痛常常是體內其他問題的癥兆，其發生有許多原因，包含缺乏睡眠、缺乏水分或食物、低血糖、荷爾蒙變動、維生素不足、鎂不足、戒咖啡因和戒糖，甚至是聞到空氣中的人工香精。雖然精油有助於緩解頭痛，但最好還是確認頭痛發生的原因並根據該問題進行治療。能夠協助改善頭痛的精油包括真正薰衣草、綠薄荷、薑、洋甘菊、苦橙葉、沼澤茶樹、永久花、黑胡椒、摩洛哥藍艾菊、橙花、甜馬鬱蘭、西伯利亞冷杉、絲柏、杜松漿果和乳香。

緩解頭痛滾珠瓶

製作10mL ↘ 外用 ↘ 聞香

1滴真正薰衣草精油　　　1滴沼澤茶樹精油
1滴甜馬鬱蘭精油　　　　分餾椰子油

1. 將真正薰衣草、甜馬鬱蘭和沼澤茶樹精油滴入容量10mL的玻璃滾珠瓶，再以分餾椰子油填滿瓶身。關上滾珠頭和蓋子，輕輕搖晃混合，最後為配方貼上標籤。
2. 使用在任何頭痛襲來的時刻，將配方滾塗於後頸和太陽穴。

減輕緊繃浴鹽

製作1份 ↘ 外用 ↘ 聞香

3滴檸檬精油　　　　　　1滴羅馬洋甘菊精油
2滴絲柏精油　　　　　　15mL無香洗髮精或液態橄欖皂
2滴真正薰衣草精油　　　400g瀉鹽

1. 先在一個小碗中，將洗髮精或皂與檸檬、絲柏、真正薰衣草和羅馬洋甘菊精油攪拌均勻。
2. 以中碗盛裝瀉鹽，拌入混合精油的皂液。
3. 為浴缸注入泡澡水的同時，倒入上述混合好的配方。

| 替代成分 |
妳也可以改用喜歡的基底油取代這份配方中的無香皂液，但在起身離開時要非常小心，因為油脂會使浴缸變得容易滑倒。

頭痛改善嗅聞棒

製作1份 ➢ 聞香

10滴真正薰衣草精油
8滴西伯利亞冷杉精油
8滴綠薄荷精油
4滴羅馬洋甘菊精油

1. 混合所有精油於一個小玻璃碗中。
2. 以鑷子將芳香嗅聞棒的替芯（棉芯）夾入玻璃碗，來回滾動直到它將所有精油複方全部吸收。
3. 以鑷子將替芯移入嗅聞棒空管，蓋上管子並貼上配方標籤。
4. 每當感覺頭痛將至時，可立即取出吸嗅。

心口灼熱

心口灼熱，即胸口和／或喉嚨產生燒灼感，肇因於胃酸從胃部逆流進食道。這種惱人且不適的狀態在懷孕期間完全正常，並可能隨著預產期接近而更頻繁。許多精油可緩解心口灼熱，包括綠薄荷、薑、檸檬、甜橙、甌柑、橘、葡萄柚、洋甘菊、真正薰衣草、甜馬鬱蘭、芫荽、絲柏和佛手柑。

緩解灼熱滾珠瓶

製作10mL ➢ 外用 ➢ 聞香

2滴甌柑精油
1滴芫荽精油
1滴綠薄荷精油
分餾椰子油

1. 將甌柑、芫荽和綠薄荷精油滴入容量10mL的玻璃滾珠瓶，再以分餾椰子油填滿瓶身。關上滾珠頭和蓋子，輕輕搖晃混合，最後為配方貼上標籤。
2. 使用在任何感覺到心口灼熱的時刻，將配方滾塗於胸口、手腕和後頸。

若妳手邊沒有甌柑精油，可改用甜橙或橘精油。甜橙和甌柑精油的氣味結構極為接近，兩者在所有配方中都可以相互替換。

制酸嗅聞棒

製作1份 ↘ 聞香

15滴檸檬精油
10滴薑精油
5滴羅馬洋甘菊精油

1. 混合所有精油於一個小玻璃碗中。
2. 以鑷子將芳香嗅聞棒的替芯（棉芯）夾入玻璃碗，來回滾動直到它將所有精油複方全部吸收。
3. 以鑷子將替芯移入嗅聞棒空管，蓋上管子並貼上配方標籤。
4. 每當心口灼熱感出現時，可立即取出吸嗅。

助消化擴香複方

製作15mL ↘ 聞香 ↘ 具光敏性

5mL 檸檬精油
3.75mL 綠薄荷精油
3.75mL 甜橙精油
2.5mL 羅馬洋甘菊精油

1. 將所有精油加入一個空的精油瓶（或任何有滴頭的深色玻璃瓶）中並輕晃瓶子使其混合均勻。
2. 取10滴複方滴入擴香器，每次使用以10到15分鐘為單位（運作10到15分鐘，關閉30分鐘），讓氣味在整個空間中擴散，以避免接觸過量精油。

| 操作提示 |

可將這個複方以椰子油稀釋，用於按摩胸口和身體。由於配方中的檸檬精油具有光敏性，外用前別忘了先稀釋，於陽光下使用時須格外小心。

痔瘡

痔瘡症狀指的是直腸和肛門處的靜脈充血腫脹。這種情況在第二和第三孕期很常見，因寶寶的重量為骨盆處血管增加了額外的壓力。通常，痔瘡症狀用藥草和精油等天然療法可以輕鬆處理，其中抗菌和抗發炎的精油如真正薰衣草、茶樹、絲柏、洋甘菊、天竺葵、乳香、永久花、檀香和杜松漿果，對於收縮和鎮定痔瘡組織十分有效。

痔瘡抗菌擦拭巾
製作24張 ❯ 外用

15mL 未精煉椰子油　　　90mL 金縷梅萃取液
5滴真正薰衣草精油　　　30mL 蘆薈膠
3滴絲柏精油

1. 取一個小鍋子低溫加熱融化椰子油，加入真正薰衣草和絲柏精油，攪拌混合。
2. 將金縷梅萃取液裝入小玻璃碗，再將蘆薈膠和混合後的椰子油倒入攪拌。
3. 取12張紙巾對半裁切，疊好放入有蓋的玻璃容器中，將混合後的配方倒在整疊紙巾上，紙巾必須吸附所有的液體。
4. 為做好的擦拭巾蓋上蓋子，不使用時須冷藏，最多可保存1個月。

痔瘡舒緩軟膏
製作約120mL ❯ 外用

60mL 未精煉椰子油　　　16滴絲柏精油
30g 蜂蠟片　　　　　　10滴德國洋甘菊精油
27g 未精煉乳油木果脂　 10滴真正薰衣草精油

1. 取一個小鍋子低溫加熱，融化椰子油、蜂蠟和乳油木果脂。
2. 完全融化後立即把鍋子移離熱源，加入絲柏、德國洋甘菊和真正薰衣草精油，攪拌混合。
3. 倒入梅森罐，放入冰箱20分鐘使其硬化，儲存在陰涼、避光處。
4. 使用時，取2cm 大小的軟膏塗抹在有症狀之處。

痔瘡康復坐浴

製作1份 → 外用

240mL 金縷梅萃取液　　　3滴天竺葵精油
60mL 蘆薈膠　　　　　　1杯（約480g）海鹽
5滴真正薰衣草精油

1. 取一個小碗將金縷梅萃取液、真正薰衣草和天竺葵精油與蘆薈膠攪拌在一起。
2. 以中碗盛裝海鹽，再拌入蘆薈膠混合物。
3. 注水的同時倒入上述混合好的配方，將浴缸水量填至1/4到半滿。
4. 坐進浴缸，並將妳的下半身泡在水中至少20分鐘。

│ 加分成分 │

鎮定消炎的藥草如薰衣草、車前草、鼠尾草或聖約翰草，都能使這份坐浴處方更為出色。將每種妳喜歡的藥草各取 1/2 杯裝入一只濾茶袋或乾淨的舊襪子，開口封緊後丟進浴缸中。

失眠

所有人都告訴懷孕媽媽在寶寶出生前要盡可能多睡些，但說得總是比做得容易。從難以應付的肚子尺寸到頻繁的小便次數，許多原因都會導致妳懷孕的夜晚無比清醒。精油能協助安定情緒並放鬆身體，使妳獲得一夜好眠。助眠最棒的精油包含真正薰衣草、洋甘菊、甜馬鬱蘭、沼澤茶樹、甜橙、甌柑、雪松、苦橙葉、依蘭依蘭、佛手柑、芫荽、乳香、橘、岩蘭草和檀香。

一夜深眠滾珠瓶

製作10mL → 外用 → 聞香 → 具光敏性

1滴佛手柑精油　　　　　1滴甜橙精油
1滴真正薰衣草精油　　　分餾椰子油
1滴羅馬洋甘菊精油

1. 將佛手柑、真正薰衣草、羅馬洋甘菊和甜橙精油滴入容量10mL的玻璃滾珠瓶，再以分餾椰子油填滿瓶身。關上滾珠頭和蓋子，輕輕搖晃混合，最後為配方貼上標籤。
2. 在躺下睡覺前將配方滾塗於後頸、胸口、太陽穴和手腕。

甜美入夢擴香複方

製作15mL → 聞香

5mL 真正薰衣草精油
5mL 甜馬鬱蘭精油
2.5mL 大西洋雪松精油
2.5mL 羅馬洋甘菊精油

1. 將所有精油加入一個空的精油瓶（或任何有滴頭的深色玻璃瓶）中並輕晃瓶子使其混合均勻。
2. 取10滴複方滴入擴香器，每次使用以10到15分鐘為單位（運作10到15分鐘，關閉30分鐘），讓氣味在整個空間中擴散，以避免接觸過量精油。

| 操作提示 |
可將這個複方以椰子油稀釋用於按摩身體，或加入妳喜歡的乳液中作為睡前保濕乳液配方。這份配方為純精油，外用於皮膚前別忘了先稀釋。

月光媽媽放鬆浴鹽

製作1份 → 外用 → 聞香

5滴真正薰衣草精油　　　　　15mL 無香洗髮精或液態橄欖皂
3滴甜橙精油　　　　　　　　400g 瀉鹽
2滴橙花精油

1. 先在一個小碗中，將洗髮精或液態皂與真正薰衣草、甜橙和橙花精油攪拌均勻。
2. 以中碗盛裝瀉鹽，拌入混合精油的皂液。
3. 為浴缸注入泡澡水的同時，倒入上述混合好的配方。

| 替代成分 |
妳也可以改用喜歡的基底油取代無香皂液，但在起身離開時要非常小心，因為油脂會使浴缸變得容易滑倒。

腿部抽筋

超過半數的懷孕女性在第二和第三孕期之間經歷過腿部抽筋和痙攣。腿部抽筋的程度可能從輕微到嚴重，常在半夜體液積聚且水腫到達最糟的時刻發作。抗發炎和促循環的精油如真正薰衣草、甜馬鬱蘭、沼澤茶樹、永久花、絲柏、苦橙葉、杜松漿果、檸檬、乳香、芫荽、黑胡椒和西伯利亞冷杉是腿部抽筋時的最佳選擇。

抗痙攣按摩油

製作120mL ↗ 外用

120mL 未精煉椰子油
16滴真正薰衣草精油
10滴永久花精油
10滴甜馬鬱蘭精油

1. 取一個中等大小的鍋子低溫加熱，融化椰子油。
2. 完全融化後立即把鍋子移離熱源，加入真正薰衣草、永久花和甜馬鬱蘭精油，攪拌混合。
3. 倒入梅森罐，放入冰箱20分鐘使其硬化，儲存在陰涼、避光處。
4. 使用時，取少量油脂塗抹按摩在抽筋區域。

| 加分成分 |
山金車花和聖約翰草的消炎與神經鎮定作用十分知名，適合加入任何止痛處方油中。取2大匙山金車花朵和2大匙聖約翰草加入椰子油，低溫加熱浸泡2小時，過濾後將浸泡油應用於上述配方。

檸檬迷迭香消炎浴鹽

製作1份

5滴真正薰衣草精油　　　15mL 無香洗髮精或液態橄欖皂
3滴絲柏精油　　　　　　400g 瀉鹽
3滴檸檬精油

1. 先在一個小碗中，將液態皂與真正薰衣草、絲柏和檸檬精油攪拌至混合。
2. 以中碗盛裝瀉鹽，拌入混合精油的皂液。
3. 為浴缸注入泡澡水的同時，倒入上述混合好的配方。

| 加分成分 |

迷迭香和薰衣草是止痛常用藥草，有助於促進循環、放鬆肌肉和緩解神經痛。將兩種藥草各取 1/2 杯裝入一只濾茶袋或乾淨的舊襪子，開口封緊後丟進浴缸中。

孕婦晨吐

超過50% 的懷孕女性在孕期間經歷過孕婦晨吐（後簡稱孕吐）。精油對於緩和噁心感非常有效，只要簡單吸嗅薑、柑橘或綠薄荷精油，就能鎮定嘔吐感並減輕腸胃不適。少數案例中，孕吐嚴重到必須住院治療、服用抗噁心藥物甚至是靜脈輸液，這類嚴重孕吐症狀稱為妊娠劇吐（hyperemesis gravidarum）。若妳正在經歷嚴重噁心感且無法停止嘔吐、無法飲用任何液體、排出深色尿液，亦或感覺頭暈虛弱和／或吐出血液，請聯絡妳的醫師。

抗噁心嗅聞棒

製作1份 ↘ 聞香

10滴薑精油
10滴檸檬精油
10滴甜橙精油

1. 混合所有精油於一個小玻璃碗中。
2. 以鑷子將芳香嗅聞棒的替芯（棉芯）夾入玻璃碗，來回滾動直到它將所有精油複方全部吸收。
3. 以鑷子將替芯移入嗅聞棒空管，蓋上管子並貼上配方標籤。
4. 每當感覺噁心想吐時，可立即取出吸嗅。

防孕吐擴香複方

製作 15 mL ⇢ 聞香 ⇢ 具光敏性

6.25 mL 甜橙精油
5 mL 葡萄柚精油
3.75 mL 綠薄荷精油

1. 將所有精油加入一個 15 mL 的瓶中,並輕晃瓶子使其混合均勻。
2. 取 10 滴複方滴入擴香器,每次使用以 10 到 15 分鐘為單位(運作 10 到 15 分鐘,關閉 30 分鐘),讓氣味在整個空間中擴散,以避免接觸過量精油。

| 操作提示 |
可將這份複方以椰子油稀釋用於塗抹胸口和身體,或加入妳喜歡的乳液中。配方含有具光敏性的葡萄柚精油,外用前別忘了先稀釋,且陽光下使用時須格外小心。

子癇前症 (pre-eclampsia)

子癇前症是一種少見但危險的情況,通常於第三孕期間發作並導致高血壓、蛋白尿和水分滯留,須立即接受醫療照護,遲未處理可能造成器官損害和癲癇發作。子癇前症的徵兆包含頭痛、噁心、暈眩和腳踝水腫,若妳懷疑自己有相關症狀,請向妳的醫師諮詢。下列配方是很好的預防助手,或者也可與藥物治療併用,但它們都不能取代醫療照護和醫囑。能夠平靜思緒和身體的精油,如真正薰衣草、洋甘菊、沼澤茶樹、佛手柑、甜橙、芫荽、甜馬鬱蘭、依蘭依蘭、乳香、橘、甌柑、雪松、檀香、苦橙葉、岩蘭草、香草和摩洛哥藍艾菊,都是輔助藥物治療的完美精油。

紓壓擴香複方

製作 15 mL ⇢ 聞香 ⇢ 具光敏性

5 mL 真正薰衣草精油
5 mL 佛手柑精油
2.5 mL 羅馬洋甘菊精油
2.5 mL 乳香精油

1. 將所有精油加入一個空的精油瓶（或任何有滴頭的深色玻璃瓶）中並輕晃瓶子使其混合均勻。
2. 取10滴複方滴入擴香器，每次使用以10到15分鐘為單位（運作10到15分鐘，關閉30分鐘），讓氣味在整個空間中擴散，以避免接觸過量精油。

| 操作提示 |

可將這份複方以椰子油或妳喜愛的無香乳液稀釋並按摩塗抹全身。配方含有具光敏性的佛手柑精油，外用前別忘了先稀釋，且外出至陽光下時須小心使用。

鬆靜按摩油

製作120mL ↘ 外用

120mL 未精煉椰子油
16滴沼澤茶樹精油
10滴芫荽精油
10滴真正薰衣草精油

1. 取一個小鍋子低溫加熱，融化椰子油。
2. 完全融化後立即把鍋子移離熱源，加入所有精油攪拌混合。
3. 倒入梅森罐並存放於陰涼、避光處。
4. 在任何妳感覺舒適的場所，請伴侶用這份按摩油為妳輕柔按摩，讓自己放輕鬆、深呼吸。

媽咪靜心空間噴霧

製作180mL ↘ 聞香

25滴甜橙精油　　　　　30mL 40% 伏特加
15滴真正薰衣草精油　　150mL 過濾水
10滴乳香精油

1. 將所有成分加入噴瓶中並搖晃使之混合。
2. 噴灑在整個空間中或枕頭和家具上，享受滿室馨香，並記得好好嗅聞。

| 替代成分 |

金縷梅萃取液很適合在製作空間噴霧時取代伏特加。噴灑前記得要搖晃均勻，因為它的酒精濃度較低，精油無法像溶於伏特加般與金縷梅萃取液均勻混合。

孕期疲倦

大部分女性懷孕時都經歷過疲倦感，尤其在第一孕期間。造成疲倦的原因很多，包含荷爾蒙變動、脫水、貧血、低血壓、低血糖甚至是營養不良，這段期間內務必飲用足夠的水和吃一些小點心。當需要清新的氣味時，使用精油是提振精神灌入活力的好方法。綠薄荷、檸檬、葡萄柚、薑、檸檬尤加利、絲柏、歐洲赤松、西伯利亞冷杉、天竺葵和芫荽等精油，都能在妳的精力消退時幫助妳繼續前進。

振作加油吧嗅聞棒

製作1份 ↘ 聞香

10滴葡萄柚精油
10滴檸檬精油
5滴芫荽精油
5滴綠薄荷精油

1. 混合所有精油於一個小玻璃碗中。
2. 以鑷子將芳香嗅聞棒的替芯（棉芯）夾入玻璃碗，來回滾動直到它將所有精油複方全部吸收。
3. 以鑷子將替芯移入嗅聞棒空管，蓋上管子並貼上配方標籤。
4. 當感覺自己需要增加活力時，可立即取出吸嗅。

起身行動擴香複方

製作15mL ↘ 聞香 ↘ 具光敏性

5mL 葡萄柚精油
3.75mL 薑精油
3.75mL 檸檬尤加利精油
2.5mL 西伯利亞冷杉精油

1. 將所有精油加入一個空的精油瓶（或任何有滴頭的深色玻璃瓶）中並輕晃瓶子使其混合均勻。
2. 取10滴複方滴入擴香器，每次使用以10到15分鐘為單位（運作10到15分鐘，關閉30分鐘），讓氣味在整個空間中擴散，以避免接觸過量精油。

這份複方含有具光敏性的葡萄柚精油，外用前別忘了先稀釋，且外出至陽光下時須小心使用。

衝衝衝滾珠瓶

製作10mL ⇢ 外用 ⇢ 聞香

1滴佛手柑精油
1滴芫荽精油
1滴絲柏精油
分餾椰子油

1. 將佛手柑、芫荽和絲柏精油滴入容量10mL的玻璃滾珠瓶，加入分餾椰子油填滿瓶身。關上滾珠頭和蓋子，輕輕搖晃混合，最後為配方貼上標籤。
2. 當感覺自己需要增加活力時，將配方滾塗用於後頸、胸口和手腕。

| 替代成分 |
絲柏、歐洲赤松和西伯利亞冷杉精油在多數的配方中，通常都可以自由的互相替換。

妊娠搔癢性蕁麻疹樣丘疹及斑塊

（ pruritic urticarial papules and plaques of pregnancy, PUPPP ）

隨著肚子開始增大和皮膚逐漸拉伸，有些女性會出現妊娠搔癢性蕁麻疹樣丘疹及斑塊（後簡稱 PUPPP）。這是一種和皮膚拉扯有關的過敏反應，伴隨搔癢和紅疹——然目前仍沒有足夠證據支持這個假說，對其中症狀也還未完全了解。自然療法對於減輕搔癢、鎮定紅疹和治療皮膚極有幫助，包含在皮膚上使用紓緩消炎的精油，如真正薰衣草、洋甘菊、天竺葵、摩洛哥藍艾菊、沼澤茶樹、檀香、永久花、廣藿香和綠薄荷。

舒緩止癢膏

製作約90mL → 外用

60mL 皂土	10滴真正薰衣草精油
30mL 小蘇打粉	5滴沼澤茶樹精油
15mL 蔬菜甘油	5滴綠薄荷精油
15mL 蘆薈膠	金縷梅萃取液

1. 取一個小玻璃碗混合皂土和小蘇打粉。
2. 拌入蔬菜甘油、蘆薈膠，以及真正薰衣草、沼澤茶樹和綠薄荷精油。加入適量金縷梅萃取液使成品呈膏狀，未使用時須冷藏存放。
3. 塗抹在搔癢和紅疹處，可根據自身需求頻繁使用。

| 替代成分 |

妳可以用胡椒薄荷純露取代金縷梅萃取液，它鎮定和治療搔癢紅疹肌膚的效果十分知名。妳也可以試著以真正薰衣草或金盞花純露製作這份處方。

搔癢退散燕麥澡

製作1份 ↘ 外用

240mL 燕麥
60mL 小蘇打粉
10滴真正薰衣草精油
5滴摩洛哥藍艾菊精油

1. 用均質機或食物調理器將燕麥磨碎成粉末,加入小蘇打粉,再次磨碎至所有成分充分混合。
2. 滴入真正薰衣草和摩洛哥藍艾菊精油,按下磨碎鍵數次使其混合均勻。
3. 此配方可直接於浴缸注水時倒入,也可以裝入細紗袋或乾淨的舊襪子,封緊開口後丟進注水中的浴缸。妳需要浸泡在浴缸裡至少20分鐘。將未使用的配方裝入梅森罐,存放於陰涼乾燥處。

| 操作提示 |

為了維持肌膚潤澤,請勿在離開浴缸後將身上的水直接擦乾。改以輕拍的方式除去皮膚多餘水分,並立即塗抹身體滋養霜或下面的「止癢軟膏」。

止癢軟膏

製作120mL ↘ 外用

60mL 初榨橄欖油
30g 蜂蠟片
27g 未精煉乳油木果脂

16滴沼澤茶樹精油
10滴德國洋甘菊精油
10滴真正薰衣草精油

1. 取一個小鍋子低溫加熱,融化橄欖油、蜂蠟和乳油木果脂。
2. 完全融化後立即把鍋子移離熱源,加入沼澤茶樹、德國洋甘菊和真正薰衣草精油。
3. 倒入梅森罐,放入冰箱20分鐘使其硬化。未使用的軟膏須儲存於陰涼、避光處。
4. 將軟膏塗抹在搔癢的肌膚和紅疹處,若有需要可隨時使用。

| 加分成分 |

活性碳具有天然的止癢和鎮定紅疹作用,妳可以在這個配方中加入一大匙活性碳,攪拌至均勻混合。活性碳會將這份軟膏變成黑色,故在淺色衣物附近須謹慎使用。

子宮圓韌帶疼痛

子宮圓韌帶疼痛——即骨盆區域內的圓韌帶拉扯——起因為荷爾蒙變化和妳日漸增大的孕肚,它會使孕肚下方的骨盆區產生尖銳刺痛感。托腹帶(maternity belt)、瑜伽伸展和走路都有助於減輕部分疼痛,使用消炎和止痛類精油如真正薰衣草、洋甘菊、沼澤茶樹、黑胡椒、苦橙葉、薑、甜馬鬱蘭、永久花、檀香、乳香、絲柏、西伯利亞冷杉、依蘭依蘭、廣藿香、摩洛哥藍艾菊、綠薄荷、天竺葵和杜松漿果也會有幫助。

圓韌帶按摩油 #1

製作120mL ↘ 外用

120mL 初榨橄欖油	10滴黑胡椒精油
16滴薑精油	10滴真正薰衣草精油

1. 將橄欖油與薑、黑胡椒和真正薰衣草精油混合在一個瓶子中。未使用須儲存於陰涼、避光處。
2. 使用時,取少量塗抹在疼痛區域並按摩至吸收。

| 加分成分 |
聖約翰草浸泡油是這類肌肉和神經疼痛的常用配方。取 1/4 杯聖約翰草浸泡於橄欖油中,低溫加熱2小時,濾除藥草後將浸泡油應用於上述配方。

圓韌帶按摩油 #2

製作120mL ↘ 外用

120mL 未精煉椰子油	10滴黑胡椒精油
16滴甜馬鬱蘭精油	10滴永久花精油

1. 取一個小鍋子低溫加熱,融化椰子油。
2. 完全融化後立即把鍋子移離熱源,加入甜馬鬱蘭、黑胡椒和永久花精油,攪拌混合。
3. 倒入梅森罐,放入冰箱20分鐘使其硬化。未使用須儲存於陰涼、避光處。
4. 取少量塗抹在疼痛區域並按摩至吸收。

坐骨神經痛

孕期間發生的坐骨神經痛通常肇因於水分滯留或體重增加所造成的坐骨神經壓迫,其症狀包含虛弱無力、麻痺和／或貫穿腿部的劇痛。瑜伽和精油按摩能夠減輕部分神經痛,有幫助的抗痙攣和消炎類精油,包含真正薰衣草、沼澤茶樹、綠薄荷、苦橙葉、甜馬鬱蘭、黑胡椒、CO_2薑黃、絲柏、西伯利亞冷杉、杜松漿果、乳香、永久花、天竺葵、檀香、薑、甌柑、廣藿香、摩洛哥藍艾菊和依蘭依蘭。

舒緩坐骨神經痛按摩油 #1

製作120mL → 外用

120mL 未精煉椰子油　　　10滴絲柏精油
16滴甜馬鬱蘭精油　　　　10滴永久花精油

1. 取一個小鍋子低溫加熱,融化椰子油。
2. 完全融化後立即把鍋子移離熱源,加入甜馬鬱蘭、絲柏和永久花精油,攪拌混合。
3. 倒入梅森罐,放入冰箱20分鐘使其硬化。未使用須儲存於陰涼、避光處。
4. 使用時,取少量塗抹在疼痛區域並按摩至吸收。

舒緩坐骨神經痛按摩油 #2

製作120mL → 外用

120mL 初榨橄欖油　　　　10滴薑精油
16滴真正薰衣草精油　　　10滴薑黃精油(超臨界二氧化碳萃取法)

1. 將橄欖油與真正薰衣草、薑和薑黃精油混合在一個瓶子中。未使用須儲存於陰涼、避光處。
2. 使用時,取少量塗抹在疼痛區域並按摩至吸收。

| 加分成分 |
聖約翰草浸泡油是這類肌肉和神經疼痛的常用配方。取 1/4 杯聖約翰草浸泡於橄欖油中,低溫加熱2小時,濾除藥草後將浸泡油應用於上述配方。

安撫神經藥草浴鹽

製作1份 ↗ 外用 ↗ 聞香

5滴真正薰衣草精油　　　15mL 無香洗髮精或液態橄欖皂
3滴甜馬鬱蘭精油　　　　400g 瀉鹽
2滴檀香精油

1. 取一個小碗，攪拌混合真正薰衣草、甜馬鬱蘭和檀香精油與洗髮精或液態皂。
2. 以中碗盛裝瀉鹽，拌入混合精油的皂液。
3. 為浴缸注入泡澡水的同時，倒入上述混合好的配方。

| 加分成分 |
鎮定、抗痙攣的藥草如薰衣草和聖約翰草，都很適合加入這泡澡水中。將兩種藥草各取 1/4 杯裝入一只濾茶袋或乾淨的舊襪子，開口封緊後丟進浴缸。

妊娠紋

我非常幸運的在懷孕期間沒有留下任何一條妊娠紋，這是藉由每天努力維持才能達成的結果，祕訣是每天都要在全身塗抹居家自製的身體霜。雖然無法保證塗抹油膏或霜在整個肚子區域並養成每日習慣後一定能預防妊娠紋，但若妳不這麼做，最終留下妊娠紋的機率非常高。孕期間每天用乳霜、油和乳液能維持妳的皮膚潤澤，保有更多拉伸的彈性並防止過程中生成紋路，許多油與脂皆含有維生素 A、C 和 E，以及其他改善疤痕的有益成分。

撫紋按摩油

製作約120mL ↗ 外用

60mL 酪梨油　　　　　　20滴真正薰衣草精油
30mL 玫瑰果籽油　　　　5滴乳香精油
30mL 瓊崖海棠油　　　　5滴天竺葵精油
5mL 維生素 E 油

1. 將所有成分加入一個瓶子中，輕輕搖晃至混合均勻。
2. 一天兩次，將按摩油塗抹按摩於妳的肚子、背部、臀部和大腿處。

媽咪肚皮霜

製作約240mL → 外用

108g 未精煉芒果脂　　　5mL 維生素 E 油
60mL 未精煉椰子油　　　40滴檸檬精油（蒸氣蒸餾法，見安全提示）
60mL 玫瑰果籽油　　　　20滴橙花精油

1. 取一個小鍋子低溫加熱，融化芒果脂與椰子油。
2. 完全融化後將鍋子移離熱源，加入玫瑰果籽油、檸檬（蒸氣蒸餾法）和橙花精油、維生素 E 油。
3. 將混合物倒入240mL 大小的梅森罐，放入冰箱20分鐘使其硬化。或者，妳也可以在成分大致固化後以手持式打蛋機或攪拌器攪拌3到5分鐘──別等到成分完全硬化，這樣才能輕鬆打出膨鬆的奶油質地。若太快取出攪拌，成分尚未達到足夠硬度，只需要放進冰箱一下子再取出重打即可。
4. 整個孕期間每天使用2次，產後每天使用2次，直到妳的肚子逐漸縮小、復原，如此可以預防留下疤痕。

│ 安全提示 │

選擇蒸氣蒸餾法萃取的檸檬精油取代冷壓法，能讓這份肚皮霜在應用上更加安全，就算妳在陽光下玩樂也沒問題！妳也可以改用具光敏性的冷壓法檸檬精油，但記得在太陽下曬肚皮前避免使用這份配方。若妳只是待在室內，或塗抹處的肌膚會有遮蓋，則冷壓法的檸檬精油是完全安全的。

泌尿道感染

泌尿道感染常見於女性懷孕期間，當妳注意到自己小便時有灼熱感、頻尿但尿不出來或尿液混濁且氣味強烈，就是泌尿道已遭感染的警訊。飲用蔓越莓汁是預防和處理泌尿道感染最佳的自然療法之一，精油則可透過溫和的坐浴和擦拭巾達到清潔、鎮定和治療泌尿道感染的效果。抗菌和消炎類的精油如真正薰衣草、沼澤茶樹、茶樹、摩洛哥藍艾菊、洋甘菊、天竺葵、永久花、甜橙和橙花，能夠在感染痊癒過程中減輕疼痛感及消炎。

溫和藥草坐浴

製作1份 ↘ 外用

5滴真正薰衣草精油	400g 瀉鹽
5滴沼澤茶樹精油	240mL 未濾過的蘋果生醋
15mL 蘆薈膠	

1. 取一個小碗，攪拌混合真正薰衣草、沼澤茶樹精油和蘆薈膠。
2. 以中碗盛裝瀉鹽，拌入蘆薈膠混合物和蘋果生醋。
3. 注水的同時倒入上述混合好的配方，浴缸水量只裝至1/4到半滿。
4. 坐進浴缸，並將妳的下半身泡在水中至少20分鐘。

| 加分成分 |

溫和抗菌的藥草如真正薰衣草和金盞花，都能使這份坐浴處方更為出色。將兩種藥草各取1/4 杯裝入一只濾茶袋或乾淨的舊襪子，開口封緊後丟進浴缸中。

抗菌清潔擦拭巾

製作24張 ↘ 外用

15mL 未精煉椰子油	90mL 金縷梅萃取液
5滴真正薰衣草精油	30mL 蘆薈膠
5滴茶樹精油	

1. 取一個小鍋子低溫加熱融化椰子油，加入真正薰衣草和茶樹精油攪拌混合。
2. 將金縷梅萃取液和蘆薈膠倒進小玻璃碗拌勻，再將混合後的椰子油倒入與之攪拌。
3. 取12張紙巾對半裁切，疊好放入有蓋的玻璃容器中，將混合液倒在整疊紙巾上，紙巾必須吸附所有的液體。
4. 為做好的擦拭巾蓋上蓋子，不使用時須冷藏，最多可保存1個月。

靜脈曲張

靜脈曲張患者的靜脈扭曲且較正常者更為腫大，位於肉眼可見的皮膚表層處，通常分布在雙腿、腳踝和大腿至陰道間的區域。如同痔瘡，靜脈曲張也會導致強烈疼痛，需要的是溫和消炎及加壓，而不是按摩。鎮定消炎和促進循環類的精油如真正薰衣草、沼澤茶樹、雪松、天竺葵、薑、檸檬、橙花、絲柏、洋甘菊、摩洛哥藍艾菊、西伯利亞冷杉、乳香、永久花、檀香、葡萄柚和杜松漿果，對於紓緩和收斂靜脈曲張都很棒。

靜脈曲張坐浴
製作1份 ⤳ 外用

5滴絲柏精油	15mL 蘆薈膠
3滴真正薰衣草精油	400g 瀉鹽
2滴摩洛哥藍艾菊精油	240mL 金縷梅萃取液

1. 取一個中碗，攪拌混合絲柏、真正薰衣草、摩洛哥藍艾菊精油和蘆薈膠。
2. 以另一個中碗盛裝瀉鹽，拌入蘆薈膠混合物和金縷梅萃取液。
3. 注水的同時倒入上述混合好的配方，將浴缸水量填至1/4到半滿。
4. 坐進浴缸，並將妳的下半身泡在水中至少20分鐘。

│ 加分成分 │

溫和消炎的藥草如薰衣草和金盞花，都能使這份坐浴處方更為出色。將兩種藥草各取 1/2 杯裝入一只濾茶袋或乾淨的舊襪子，開口封緊後丟進浴缸中。

靜脈曲張軟膏

製作120mL ~ 外用

90mL 初榨橄欖油　　　　　10滴真正薰衣草精油
30g 蜂蠟片　　　　　　　　10滴檸檬精油
16滴維吉尼亞雪松精油

1. 取一個小鍋子低溫加熱，為橄欖油與蜂蠟加溫。
2. 完全融化後立即把鍋子移離熱源，加入維吉尼亞雪松、真正薰衣草和檸檬精油。
3. 倒入梅森罐，放入冰箱20分鐘使其硬化。未使用須儲存於陰涼、避光處。
4. 使用時，輕輕將軟膏塗抹在靜脈曲張處，不可按摩或對靜脈加壓。

葡萄柚咖啡靜脈曲張油

製作約240mL ~ 外用 ~ 具光敏性

240mL 初榨橄欖油　　　　20滴真正薰衣草精油
120mL 研磨後的咖啡粉　　15滴永久花精油
30滴葡萄柚精油

1. 取一個小鍋子盛裝橄欖油，使咖啡粉浸泡其中並低溫加熱1至3小時。
2. 以細篩網或咖啡濾紙濾出浸泡油。
3. 將葡萄柚、真正薰衣草和永久花精油與咖啡浸泡橄欖油混合在瓶子中。未使用須儲存於陰涼、避光處。
4. 使用時，將油輕柔塗抹在靜脈曲張處，不可按摩或對靜脈加壓。

│ 操作提示 │

壓力襪對於促進循環和減輕發炎非常有效，妳可以在塗抹靜脈曲張軟膏或葡萄柚咖啡油之後穿上它們，塗抹精油後包覆肌膚也能夠增加精油的效果。葡萄柚精油具有光敏性，當身體任何部位可能暴露於陽光下時須小心使用。

白色念珠菌／黴菌性陰道炎

女性懷孕期間非常容易感染黴菌性陰道炎，這類感染源於白色念珠菌（Candida albicans）的孳生，並導致發炎、強烈搔癢感和陰道的白色濃稠分泌物。針對黴菌性陰道炎的自然處理方式為避免各種白色念珠菌誘發物，包含飲食中的糖分和抗生素的使用，並適當清潔遭感染區域。溫和抗真菌類的精油包含真正薰衣草、茶樹、芫荽、甜橙、檸檬、橘、葡萄柚、甌柑、天竺葵、洋甘菊、雪松和乳香，也能協助對抗黴菌性陰道炎。

陰道抗真菌擦拭巾

製作24張 外用

15mL 未精煉椰子油
5滴真正薰衣草精油
5滴茶樹精油
120mL 金縷梅萃取液

1. 取一個小鍋子低溫加熱融化椰子油，加入真正薰衣草和茶樹精油，攪拌混合。
2. 將金縷梅萃取液倒進小玻璃碗，再將混合後的椰子油倒入與之攪拌。
3. 取12張紙巾對半裁切，疊好放入有蓋的玻璃容器中，將混合液倒在整疊紙巾上，紙巾必須吸附所有的液體。
4. 為做好的擦拭巾蓋上蓋子，不使用時須冷藏，最多可保存1個月。

私密處乳酸粉

製作1/2杯 外用

1/2杯乳酸菌粉
5滴天竺葵精油
5滴真正薰衣草精油

1. 將所有成分加入一個玻璃碗，並攪拌至精油均勻分散在粉末間。
2. 使用時，把粉末撒在底褲上或輕拍在私密處。

chapter

產 程 、 分 娩 及 產 後 的 配 方

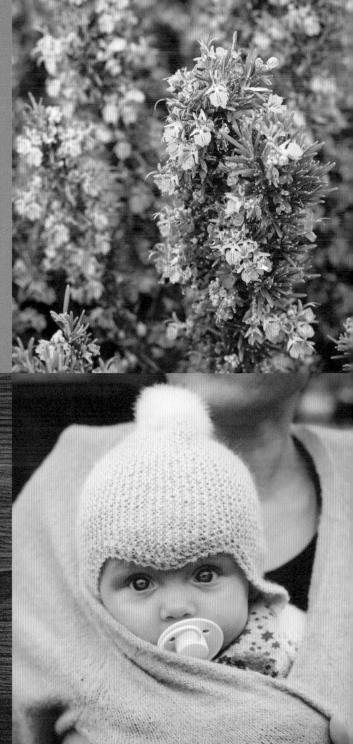

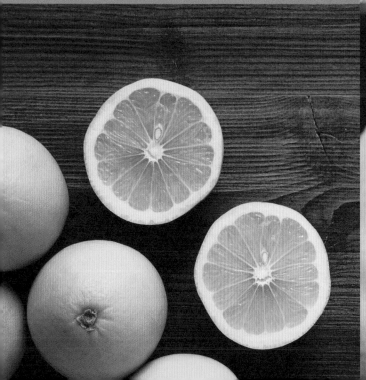

焦慮

在產程和分娩過程中感到焦慮是完全正常的，應用芳香療法於分娩過程有助鎮定恐懼和減輕壓力。緩解壓力和焦慮的精油，包含真正薰衣草、洋甘菊、快樂鼠尾草、檸檬、甜橙、葡萄柚、苦橙葉、芫荽、佛手柑、香草、檀香、依蘭依蘭、雪松和橙花。

產程不緊張擴香複方

製作15mL ➘ 聞香 ➘ 具光敏性

5mL 葡萄柚精油
5mL 真正薰衣草精油
2.5mL 快樂鼠尾草精油
2.5mL 羅馬洋甘菊精油

1. 將所有精油加入一個空的精油瓶（或任何有滴頭的深色玻璃瓶）中並輕晃瓶子使其混合均勻。
2. 取10滴複方滴入擴香器，每次使用以30分鐘為單位（運作30分鐘，關閉30分鐘），讓氣味在整個空間中擴散，以避免接觸過量精油。

| 操作提示 |
可將這份複方以椰子油或妳喜愛的無香乳液稀釋並按摩在身上。配方中含有具光敏性的葡萄柚精油，故外用前別忘了先稀釋，且陽光下使用須格外小心。

抗焦慮嗅聞棒

製作1份 ➘ 聞香

10滴葡萄柚精油
10滴甜橙精油
5滴快樂鼠尾草精油
5滴沼澤茶樹精油

1. 混合所有精油於一個小玻璃碗中。
2. 以鑷子將芳香嗅聞棒的替芯（棉芯）夾入玻璃碗，來回滾動直到它將所有精油複方全部吸收。
3. 以鑷子將替芯移入嗅聞棒空管，蓋上管子並貼上配方標籤。
4. 每當需要放鬆或安撫心神時，可立即取出吸嗅。

恐懼退散空間噴霧

製作180mL → 聞香

150mL 過濾水
30mL 40% 伏特加
20滴真正薰衣草精油

10滴乳香精油
10滴羅馬洋甘菊精油
10滴12%濃度香草精油（超臨界二氧化碳萃取法）

1. 將所有成分加入噴瓶中並搖晃使之混合。
2. 噴灑在整個空間中或枕頭和家具上，享受滿室馨香。

| 替代成分 |

若妳手邊沒有伏特加，金縷梅萃取液很適合作為替代品用於製作空間噴霧。噴灑前記得要搖晃均勻，金縷梅萃取液的酒精濃度較低，精油無法像溶於伏特加那樣均勻與其混合。

產後痛

產後妳的子宮開始收縮、恢復至原本大小，這可能會使妳經歷產後痛（子宮絞痛）。這種絞痛在初次生產的媽媽身上通常比較輕微，但隨著懷孕次數增加，疼痛將越來越強烈。具有天然止痛和消炎特質的精油如真正薰衣草、洋甘菊、茉莉、天竺葵、沼澤茶樹、快樂鼠尾草、甜馬鬱蘭、乳香、絲柏、西伯利亞冷杉、永久花、芫荽、黑胡椒、苦橙葉、佛手柑、甌柑、膠冷杉、薑、檸檬和雲杉，能夠有效減少產後痛的發生，而茉莉原精因具有促進子宮收縮及減輕疼痛的效果而成為首選配方。

舒緩產後痛熱敷巾

製作1份 → 外用

30mL 蘆薈膠
5滴茉莉原精
5滴真正薰衣草精油
960mL 熱水

1. 以小碗盛裝蘆薈膠，拌入茉莉原精和真正薰衣草精油。
2. 將熱水倒進水盆中，並加入混合好的蘆薈膠攪拌。
3. 使用時，將毛巾浸入拌勻的熱水中打濕，擰去多餘水分後熱敷於腹部。

鎮定消炎的藥草如聖約翰草很適合加入這份熱敷處方中。取1/2杯藥草裝入　只濾茶袋或乾淨的舊襪子，開口封緊後放入熱水碗浸泡15到20分鐘，再倒入混合好的蘆薈。

止痛解痙攣軟膏
製作約120mL ⤳ 外用

90mL 初榨橄欖油　　　　20滴快樂鼠尾草精油
30g 蜂蠟片　　　　　　　20滴乳香精油
32滴甜馬鬱蘭精油

1. 取一個小鍋子低溫加熱，為橄欖油與蜂蠟加溫。
2. 蜂蠟完全融化後立即把鍋子移離熱源，加入甜馬鬱蘭、快樂鼠尾草和乳香精油。
3. 倒入梅森罐，放入冰箱20分鐘使其硬化。未使用須儲存於陰涼、避光處。
4. 將軟膏塗抹於腹部和下背部，可於需要時隨時使用。

（第一產程期間）下背痛

下背痛通常因產程中寶寶不處於正常胎位（頭朝下於骨盆間，面朝媽媽脊椎）而發生，這將造成媽媽下背區域劇烈的疼痛。幸好，精油和藥草等自然療法能夠協助應付下背痛，止痛和消炎類的精油如真正薰衣草、洋甘菊、沼澤茶樹、甜馬鬱蘭、乳香、絲柏、西伯利亞冷杉、永久花、芫荽、黑胡椒、苦橙葉、佛手柑、甌柑、膠冷杉、薑、檸檬和雲杉，可以幫助減緩疼痛。

減輕下背痛按摩油
製作120mL ⤳ 外用

120mL 未精煉椰子油
32滴真正薰衣草精油
20滴沼澤茶樹精油
20滴綠薄荷精油

1. 取一個小鍋子低溫加熱，融化椰子油。
2. 完全融化後立即把鍋子移離熱源，加入真正薰衣草、沼澤茶樹和綠薄荷精油，攪拌混合。
3. 倒入梅森罐，放入冰箱20分鐘使其硬化。未使用須儲存於陰涼、避光處。
4. 使用時，取少量塗抹在疼痛區域並按摩至吸收。

脊椎辛苦了軟膏

製作約120mL ➤ 外用

90mL 初榨橄欖油　　20滴天竺葵精油
30g 蜂蠟片　　　　　20滴真正薰衣草精油
32滴甜馬鬱蘭精油

1. 取一個小鍋子低溫加熱，為橄欖油與蜂蠟加溫。
2. 蜂蠟完全融化後立即把鍋子移離熱源，加入甜馬鬱蘭、天竺葵和真正薰衣草精油。
3. 倒入梅森罐，放入冰箱20分鐘使其硬化。未使用須儲存於陰涼、避光處。
4. 當疼痛襲來時，塗抹在下背部並按摩至吸收。

| 加分成分 |
聖約翰草和山金車花都能使這份軟膏的止痛效果更為出色。將這兩者各取 2 大匙浸泡於橄欖油中，
低溫加熱 2 小時後濾除植材，即可使用浸泡油繼續完成上述處方。

舒緩下背痛噴劑

製作240mL ➤ 外用

1杯 (240mL) 40% 伏特加　　10滴真正薰衣草精油
1/4 杯山金車花　　　　　　5滴甜馬鬱蘭精油
1/4 杯新鮮薑泥　　　　　　5滴沼澤茶樹精油

1. 將所有成分裝進梅森罐蓋上蓋子，置於廚房流理台浸泡2週，過程中每2天搖晃一次罐子，使內容
　 物相互混合。
2. 濾出液體並收集於噴瓶內。
3. 使用時，噴灑在妳的下背部並等待它滲入。

產後背痛

生產完的幾週內，媽媽通常會經歷各種不同的痠痛和疼痛，產後背痛也不例外。為了容納子宮內的寶寶，懷孕和生產期間妳的身體會做出改變，使背部和腹部的肌肉變得鬆弛而容易延展。當產後妳的身體開始調整肌肉、使其恢復正常運作時，精油能協助妳度過期間的疼痛。止痛和消炎類的精油如真正薰衣草、洋甘菊、沼澤茶樹、甜馬鬱蘭、乳香、絲柏、苦橙葉、西伯利亞冷杉、永久花、芫荽、黑胡椒、佛手柑、甌柑、膠冷杉、薑、檸檬、CO2薑黃和雲杉，都很適合這個情況。

肌肉復原軟膏
製作約120mL ↗ 外用

90mL 未精煉椰子油
30g 蜂蠟片
20滴快樂鼠尾草精油

20滴真正薰衣草精油
20滴甜馬鬱蘭精油
10滴羅馬洋甘菊精油

1. 取一個小鍋子低溫加熱，融化椰子油與蜂蠟。
2. 完全融化後將鍋子移離熱源，並加入快樂鼠尾草、真正薰衣草、甜馬鬱蘭和羅馬洋甘菊精油。
3. 倒入梅森罐，放入冰箱20分鐘使其硬化。未使用須儲存於陰涼、避光處。
4. 需要時隨時塗抹軟膏。

| 加分成分 |
山金車花和聖約翰草的消炎與神經鎮定作用十分知名，適合加入任何止痛處方油或軟膏中。取山金車花朵和聖約翰草各2大匙加入椰子油，低溫加熱浸泡2小時後濾除植材，以浸泡油繼續完成上述處方。

再次下腰噴劑
製作240mL ↗ 外用

1杯(240mL)40%伏特加
1/4杯山金車花
1/4杯聖約翰草

10滴真正薰衣草精油
5滴薑黃精油(超臨界二氧化碳萃取法)
4滴沼澤茶樹精油

1. 將所有成分裝進梅森罐蓋上蓋子，置於廚房流理台浸泡2週，過程中每2天搖晃一次罐子，使內容物相互混合。
2. 濾出液體並收集於噴瓶內。
3. 使用時，噴灑在妳的背部並等待它滲入。

乳腺管阻塞和乳腺炎

乳腺管阻塞指的是乳房內有腫脹且極為疼痛的硬塊，會導致乳腺管附近的肌膚發紅，通常因哺乳次數較少所致，若遲未處理可能演變為乳腺炎（乳腺發炎）。清除乳腺管阻塞的最佳方法是經常哺餵寶寶，而消炎、止痛且能使阻塞的乳腺和乳腺炎恢復健康循環的精油有真正薰衣草、洋甘菊、沼澤茶樹、甜馬鬱蘭、乳香、絲柏、西伯利亞冷杉、永久花、芫荽、黑胡椒、佛手柑、甌柑、膠冷杉、薑、橙花、檸檬和雲杉。

乳腺疏通軟膏
製作約120mL ↘ 外用

60mL 未精煉椰子油
30g 蜂蠟片
27g 未精煉乳油木果脂

30滴真正薰衣草精油
25滴絲柏精油
20滴德國洋甘菊精油

1. 取一個小鍋子低溫加熱，融化椰子油、蜂蠟和乳油木果脂。
2. 完全融化後立即把鍋子移離熱源，並加入真正薰衣草、絲柏和德國洋甘菊精油。
3. 倒入梅森罐，放入冰箱20分鐘使其硬化。未使用須儲存於陰涼、避光處。
4. 使用方式為哺乳後將軟膏直接塗抹於乳房不適處，再以熱敷包敷於其上*。

*譯註：熱敷僅適用於非急性發炎（紅腫熱痛）時，若為乳腺炎、石頭奶和乳房腫痛等正在發炎的情況，建議單純塗擦軟膏或涼敷。

| 加分成分 |
薰衣草和金盞花的消炎作用十分知名，將這些強大的藥草融入妳的配方。取薰衣草花苞和金盞花花朵各2大匙加入椰子油，低溫加熱浸泡2小時，使用前濾除植材即可。

乳腺炎退燒熱敷巾

製作1份 ↘ 外用

5滴真正薰衣草精油　　　70mL 蘆薈膠
3滴乳香精油　　　　　　960mL 熱水
2滴橙花精油

1. 將蘆薈膠與真正薰衣草、乳香和橙花精油在小碗內攪拌均勻。
2. 在水盆內倒入熱水，並加入混合好的蘆薈膠攪拌。
3. 使用時，將毛巾浸入拌勻的熱水後擰乾，敷於額頭和雙腿以協助身體散熱。

| 替代成分 |
洋甘菊的消炎特質很適合為這份處方中的熱水加分，在製作前先將 1/2 杯的藥草浸泡於熱水內 15 至 20 分鐘即可。

血壓

懷孕和生產期間的高血壓可能導致包含子癲前症（詳見第66頁）在內的嚴重併發症，必須交由醫師或助產士照護。而精油能夠在醫療的過程中協助平穩心神和釋放壓力，放鬆紓壓的精油如真正薰衣草、洋甘菊、沼澤茶樹、佛手柑、甜橙、快樂鼠尾草、芫荽、甜馬鬱蘭、依蘭依蘭、乳香、橘、苦橙葉、甌柑、雪松、檀香、岩蘭草、香草和摩洛哥藍艾菊，都能完美協助穩定情緒和身體。

分娩紓壓擴香複方 #1

製作15mL ↘ 聞香

5mL 真正薰衣草精油
5mL 甜橙精油
3.75mL 羅馬洋甘菊精油
25滴依蘭依蘭精油

1. 將所有精油加入一個空的精油瓶（或任何有滴頭的深色玻璃瓶）中並輕晃瓶子使其混合均勻。
2. 取10滴複方滴入擴香器，每次使用以30分鐘為單位（運作30分鐘，關閉30分鐘），讓氣味在整個空間中擴散，以避免接觸過量精油。

分娩紓壓擴香複方 #2
製作15mL ❧ 聞香 ❧ 具光敏性

5mL 葡萄柚精油
3.75mL 芫荽精油
3.75mL 檸檬精油
2.5mL 羅馬洋甘菊精油

1. 將所有精油加入一個空的精油瓶（或任何有滴頭的深色玻璃瓶）中並輕晃瓶子使其混合均勻。
2. 取10滴複方滴入擴香器，每次使用以30分鐘為單位（運作30分鐘，關閉30分鐘），讓氣味在整個空間中擴散，以避免接觸過量精油。

| 操作提示 |
可將這份複方以椰子油或妳喜愛的無香乳液稀釋並塗抹全身。因配方中含有具光敏性的葡萄柚和檸檬精油，外用前別忘了先稀釋，且陽光下使用須格外小心。

宮縮

芳香療法幫助妳在宮縮期間專注並集中精神，同時平穩妳的思緒和身體，為進入下一個產程階段做好準備。快樂鼠尾草尤其善於增強宮縮力道和效果，是助產士們在產程中愛用的品項。其他能夠協助妳度過宮縮階段的精油包含真正薰衣草、沼澤茶樹、洋甘菊、苦橙葉、西伯利亞冷杉、絲柏、綠薄荷、甜橙、檸檬、芫荽、雪松、乳香、廣藿香、檸檬尤加利、杜松漿果、佛手柑和葡萄柚。

呼吸吧寶寶按摩油

製作約120mL ↘ 外用 ↘ 聞香

120mL 未精煉椰子油
25滴快樂鼠尾草精油
20滴真正薰衣草精油
20滴沼澤茶樹精油

1. 取一個小鍋子低溫加熱，融化椰子油。
2. 完全融化後立即把鍋子移離熱源，加入快樂鼠尾草、真正薰衣草和沼澤茶樹精油，攪拌混合。
3. 倒入梅森罐，放入冰箱20分鐘使其硬化。未使用須儲存於陰涼、避光處。
4. 在兩次宮縮之間塗抹於妳的胸口、脖子、太陽穴和腳底。

妳辦得到擴香複方

製作15mL ↘ 聞香

5mL 真正薰衣草精油
3.75mL 大西洋雪松精油
3.75mL 甜橙精油
2.5mL 快樂鼠尾草精油

1. 將所有精油加入一個空的精油瓶（或任何有滴頭的深色玻璃瓶）中並輕晃瓶子使其混合均勻。
2. 取10滴複方滴入擴香器，每次使用以30分鐘為單位（運作30分鐘，關閉30分鐘），讓氣味在整個空間中擴散，以避免接觸過量精油。

剖腹產後保養

受限於身體狀況，我的生產方式別無選擇：整個孕期中，我很清楚知道自己無法採取自然產，因此僅就我能掌控的範圍為自己做好準備。剖腹產的術後復原和自然產後的復原不同，但療癒過程大抵皆可由藥草和精油處理。肌膚抗菌、去疤類精油如真正薰衣草、洋甘菊、天竺葵、玫瑰草、檸檬、甜橙、甌柑、橙花、乳香、雪松和永久花可協助癒合疤痕，同時於病房內穩定神經及緩解情緒。

剖腹產痊癒軟膏

製作約120mL ↘ 外用

60mL 未精煉椰子油　　　30滴真正薰衣草精油
30g 蜂蠟片　　　　　　　20滴乳香精油
30mL 瓊崖海棠油　　　　15滴橙花精油
5mL 維生素 E 油

1. 取一個小鍋子低溫加熱，融化椰子油與蜂蠟。
2. 完全融化後立即把鍋子移離熱源，並且加入瓊崖海棠油、維生素 E 油與真正薰衣草、乳香和橙花精油。
3. 倒入梅森罐，放入冰箱20分鐘使其硬化。未使用須儲存於陰涼、避光處。
4. 一天兩次塗抹於剖腹產切口處。

| 加分成分 |

金盞菊和藥蜀葵根（marshmallow root）治療肌膚及疤痕的特質十分知名，兩者都是加入這份軟膏的極佳成分。各取 1 大匙藥草加入椰子油低溫加熱浸泡 2 小時，過濾後將浸泡油應用於上述配方。

剖腹產抗菌清潔噴霧

製作120mL ↘ 外用

30mL 金縷梅萃取液
15mL 蘆薈膠
2.5mL 蔬菜甘油
10滴真正薰衣草精油

10滴茶樹精油
5滴檸檬精油
過濾水

1. 將金縷梅萃取液、蘆薈膠、蔬菜甘油及真正薰衣草、茶樹和檸檬精油裝入120mL 容量的噴瓶中，輕晃瓶身使其混合。
2. 以過濾水填滿剩餘容量。
3. 使用時噴灑於剖腹產切口處，以乾淨紙巾或毛巾輕輕拍乾，再塗上剖腹產痊癒軟膏（第91頁）。將未使用的噴霧儲存於陰涼、避光處。

| 替代成分 |

為增加治療皮膚和疤痕的效果，可以用金盞花或洋甘菊純露取代這份處方中的過濾水。洋甘菊和金盞花減緩發炎、促進組織新生和治療傷口的特質十分知名。

剖腹產術後擴香複方

製作15mL ↘ 聞香

5mL 葡萄柚精油
3.75mL 真正薰衣草精油

3.75mL 甜橙精油
2.5mL 快樂鼠尾草精油

1. 將所有精油加入一個空的精油瓶（或任何有滴頭的深色玻璃瓶）中並輕晃瓶子使其混合均勻。
2. 取10滴複方滴入擴香器，每次使用以30分鐘為單位（運作30分鐘，關閉30分鐘），讓氣味在整個空間中擴散，以避免接觸過量精油。

會陰切開術後保養 (episiotomy care)

會陰切開術是一種生產前先以手術切開會陰以擴大陰道開口的做法，通常是為了預防分娩胎兒的過程中造成撕裂傷。切口附近的區域會有一段時間變得不舒服且敏感，冷敷、坐浴及清潔噴霧能夠協助傷口自然恢復。若妳的傷口經過縫合，在拆線前每天只能進行一次坐浴。抗菌和消炎類的精油包含真正薰衣草、茶樹、洋甘菊、甜馬鬱蘭、天竺葵、玫瑰草、檸檬、甜橙、甌柑、橙花、乳香、絲柏、西伯利亞冷杉、雪松、永久花、廣藿香和檀香，都能幫助治療傷口和鎮定發炎的肌膚。

會陰切口痊癒軟膏
製作約120mL → 外用

60mL 未精煉椰子油　　30滴真正薰衣草精油
30mL 初榨橄欖油　　　20滴德國洋甘菊精油
30g 蜂蠟片　　　　　　20滴甜馬鬱蘭精油

1. 取一個小鍋子低溫加熱椰子油、橄欖油和蜂蠟。
2. 完全融化後立即把鍋子移離熱源，並加入真正薰衣草、德國洋甘菊和甜馬鬱蘭精油。
3. 倒入梅森罐，放入冰箱20分鐘使其硬化。未使用須儲存於陰涼、避光處。
4. 在清潔後或需要止痛時，將軟膏塗抹於會陰切口處。

會陰切口抗菌清潔噴霧
製作120mL → 外用

30mL 金縷梅萃取液　　20滴真正薰衣草精油
15mL 蘆薈膠　　　　　5滴天竺葵精油
5mL 蔬菜甘油　　　　　過濾水

1. 將金縷梅萃取液、蘆薈膠和蔬菜甘油及真正薰衣草和天竺葵精油裝入120mL 容量的噴瓶中，輕晃瓶身使其混合。
2. 用過濾水填滿瓶子並再次搖晃，使其完全混合。
3. 使用時噴灑於會陰切口處，以乾淨紙巾或毛巾輕輕拍乾，再塗抹上面的會陰切口痊癒軟膏。將未使用的清潔噴霧儲存於陰涼、避光處。

| 替代成分 |
想增進治療皮膚和疤痕的效果，可以用金盞花或洋甘菊純露取代這份處方中的過濾水，兩者減緩發炎、促進組織新生和治療傷口的能力十分出色。

會陰術後康復坐浴

製作1份 ⤳ 外用

6滴真正薰衣草精油
3滴絲柏精油
60mL 蘆薈膠
400g 瀉鹽

1. 取一個小碗將蘆薈膠與真正薰衣草和絲柏精油拌在一起。
2. 以中碗盛裝瀉鹽，再拌入蘆薈膠混合物。
3. 注水的同時倒入上述混合好的配方，將浴缸水量填至1/4到半滿。
4. 坐進浴缸，並將妳的下半身泡在水中至少20分鐘。

│ 加分成分 │

溫和抗菌的藥草如薰衣草和金盞花，能使這份坐浴處方更為出色。將兩種藥草各取1/2杯裝入一只濾茶袋或乾淨的舊襪子，開口封緊後丟進浴缸中。

生產疲憊

分娩是件苦差事，在產程中耗盡氣力相當常見。芳香療法對於生產中的媽媽有許多助益，提振類的精油如檸檬、葡萄柚、芫荽、西伯利亞冷杉、玫瑰草、薑、雪松、苦橙葉、甌柑、雲杉、綠薄荷、杜松漿果、天竺葵、歐洲赤松、甜橙、黑胡椒和佛手柑，能夠淨化空氣、明亮情緒並增加活力，在妳最需要時提供再多一點點的動力，助妳推進挺過最困難的關卡。

活力促進擴香複方

製作15mL ⤳ 聞香 ⤳ 具光敏性

5mL 綠薄荷精油
3.75mL 佛手柑精油
3.75mL 甜橙精油
2.5mL 檸檬精油

1. 將所有精油加入一個空的精油瓶（或任何有滴頭的深色玻璃瓶）中並輕晃瓶子使其混合均勻。
2. 取10滴複方滴入擴香器，每一次使用以30分鐘為單位（運作30分鐘，關閉30分鐘），讓氣味在整個空間中擴散，以避免接觸過量精油。

| 操作提示 |

可將這份複方以椰子油或妳喜愛的無香乳液稀釋並按摩妳的胸口、肩膀和手腳。佛手柑和檸檬精油具有光敏性，故外用前別忘了先稀釋，且陽光下使用須格外小心。

能量高漲嗅聞棒

製作1份 ≫ 聞香

15滴甌柑精油
5滴雪松精油
5滴薑精油
5滴玫瑰草精油

1. 混合所有精油於一個小玻璃碗中。
2. 以鑷子將芳香嗅聞棒的替芯（棉芯）夾入玻璃碗，來回滾動直到它將所有精油複方全部吸收。
3. 以鑷子將替芯移入嗅聞棒空管，蓋上管子並貼上配方標籤。
4. 每當需要增進活力時，可立即取出吸嗅。

芳香活力空間噴霧

製作180mL ≫ 聞香

150mL 過濾水   25滴甌柑精油
30mL 40% 伏特加   15滴檸檬精油
30滴雲杉精油   10滴苦橙葉精油

1. 將所有成分加入噴瓶中並搖晃使之混合。
2. 噴灑在整個空間中或枕頭和家具上，享受滿室馨香。

| 替代成分 |

若妳手邊沒有伏特加，金縷梅萃取液很適合作為替代品用於製作空間噴霧。噴灑前記得要搖晃均勻，金縷梅萃取液的酒精濃度較低，精油無法像溶於伏特加那樣與其均勻混合。

殺菌

新生兒剛來到這個世界時，並無完整的保護機制應對感染和病毒。持續哺餵母乳至少一週能幫助嬰兒建立免疫系統，而精油則能協助抵銷來自空氣中和訪客身上的微生物。消毒、抗菌和抗病毒的精油包含真正薰衣草、茶樹、檸檬、甜橙、葡萄柚、甌柑、橘、甜馬鬱蘭、洋甘菊、玫瑰草、西伯利亞冷杉、絲柏、乳香、天竺葵、芫荽、佛手柑、雪松、永久花、沼澤茶樹、橙花、苦橙葉和檀香。

抗菌手部凝膠
製作30mL

30mL 蘆薈膠   5滴檸檬精油
8滴真正薰衣草精油   5滴茶樹精油

1. 將所有成分裝入一個瓶子並攪拌使其混合均勻。
2. 使用時，擠出少量凝膠在手上搓揉。

| 安全提示 |
若要製作（2歲以上）幼兒可使用的安全版本，直接減半這份配方中要求的精油滴數即可。為幼兒版本貼上標示，以供前來拜訪家庭新成員的小朋友們使用。

抗菌洗手慕斯
製作240mL ↝ 外用

5滴真正薰衣草精油   15mL 蔬菜甘油
5滴沼澤茶樹精油   210mL 過濾水
15mL 液態橄欖皂

1. 將液態橄欖皂、蔬菜甘油與真正薰衣草和沼澤茶樹精油裝入起泡慕斯瓶，輕晃瓶身使其混合。
2. 以過濾水填滿後蓋緊，搖晃使所有成分均勻混合。

| 替代成分 |
想額外增加溫和的抗菌作用，可用薰衣草純露取代這份配方中的過濾水，它減緩發炎、清潔傷口和治癒乾燥肌膚的能力十分出色。

殺菌擴香複方

製作15mL ↘ 聞香

5mL 甜橙精油
3.75mL 真正薰衣草精油
3.75mL 沼澤茶樹精油
2.5mL 玫瑰草精油

1. 將所有精油加入一個空的精油瓶（或任何有滴頭的深色玻璃瓶）中並輕晃瓶子使其混合均勻。
2. 取10滴複方滴入擴香器，每次使用以30分鐘為單位（運作30分鐘，關閉30分鐘），讓氣味在整個空間中擴散，以避免接觸過量精油。

落髮

生產後荷爾蒙的濃度波動，妳的身體開始為寶寶準備食物、妳的軀幹逐漸恢復生產前的大小，因此妳可能會於產後經歷頭髮稀疏或落髮。然而不必為此擔心，產後落髮通常在生產完的6到9個月會停止。精油如真正薰衣草、雪松、快樂鼠尾草、洋甘菊、檸檬、綠薄荷、廣藿香、茶樹、岩蘭草、依蘭依蘭、絲柏、西伯利亞冷杉、杜松漿果、歐洲赤松、甜橙、檀香、芫荽、天竺葵、乳香和黑胡椒，可以協助維持頭皮健康。

藥草女神生髮精華油

製作120mL ↘ 外用

120mL 蓖麻油
1 大匙迷迭香
1 大匙木賊草

15滴真正薰衣草精油
10滴快樂鼠尾草精油
10滴天竺葵精油

1. 將蓖麻油與兩種藥草混合於一個小鍋子中，蓋上鍋蓋後低溫慢熬至接近沸騰。移離熱源，保持關蓋繼續浸泡2小時。
2. 將浸泡油濾出至梅森瓶中，加入真正薰衣草、快樂鼠尾草和天竺葵精油。
3. 使用時，取2cm 大小的量按摩頭皮和髮根。
4. 以豬鬃梳（boar-bristle brush）自髮根至髮尾梳理頭髮。將未使用的精華油儲存於陰涼、避光處。

生髮潤絲噴霧

製作240mL ↝ 外用

180mL 過濾水
30mL 蘆薈膠
30mL 蓖麻油

10滴大西洋雪松精油
10滴真正薰衣草精油

1. 將所有成分裝入240mL容量的玻璃噴瓶中並搖晃混合均勻。
2. 梳理前先噴灑在頭髮上。

| 加分成分 |

妳可以在製作這份處方前先將薰衣草和迷迭香浸泡於蓖麻油中，也可以用迷迭香或薰衣草純露取代過濾水，如此都能使這瓶生髮潤絲噴霧的效果更加令人驚豔。

簡易版生髮頭皮按摩油

製作60mL ↝ 外用

60mL 蓖麻油
15滴真正薰衣草精油
10滴絲柏精油

1. 將所有成分裝進一個瓶子中並輕晃使其混合均勻。
2. 取2cm大小的量按摩頭皮至吸收，手指掠過髮絲順過髮尾。

泌乳

有些哺乳媽咪在產乳方面沒有困擾，然而另外一些媽咪——例如我自己，需要額外的努力才能產生足夠的母乳提供給寶寶。頻繁哺餵寶寶與良好的營養攝取是泌乳關鍵，但當這些做法仍不足以達成目標時，藥草和精油也能派上用場。喝下有催乳劑（能夠激勵母乳分泌的物質）效用的藥草：如苜蓿、聖薊、茴香、葫蘆巴和蒲公英沖泡而成的茶飲，能夠增加妳的泌乳量；將快樂鼠尾草和天竺葵精油塗抹在身上，也能刺激母乳分泌。須注意的是，雖然許多書籍和網站推薦使用茴香精油增加泌乳，但部分新的研究已發現茴香精油具有雌激素作用，因此懷孕、哺乳期間和孩子六歲以前，或是有子宮內膜異位症的女性，以任何形式使用茴香精油都是不明智的，改以茴香茶取代較為安全，它的濃縮程度遠低於茴香精油。

催乳按摩油
製作 60mL ⤵ 外用

60mL 初榨橄欖油
10滴快樂鼠尾草精油
10滴天竺葵精油

1. 將所有成分裝入深色玻璃瓶，輕輕搖晃至混合均勻。
2. 使用時避開乳頭處，將油畫圓按摩於胸部直到吸收。

│ 加分成分 │
茴香籽的催乳特性十分知名，是加入這份按摩油的好選擇。取 2 大匙茴香籽與橄欖油低溫加熱浸泡2 小時，過濾後將浸泡油應用於上述配方。

哺乳媽咪藥草噴劑
製作 1 份 ⤵ 外用

1杯（240mL）40% 伏特加　　　10滴天竺葵精油
1/4杯磨碎的茴香籽　　　　　　10滴快樂鼠尾草精油
1/4杯磨碎的葫蘆巴籽

1. 將所有成分裝進梅森罐蓋上蓋子，置於廚房流理台浸泡 2 週，過程中每 2 天搖晃一次罐子，使內容物相互混合。
2. 濾出液體並收集於噴瓶內。
3. 使用時，噴灑在妳的乳房並等待它滲入。

│ 替代成分 │
金縷梅萃取液可以取代這份配方中的伏特加。噴灑前記得要搖晃均勻，因為它的酒精濃度較低，精油無法像溶於伏特加那樣均勻溶進金縷梅萃取液。

噁心

噁心和嘔吐在生產過程中經常發生，特別在進入第一產程最後的轉換期。這個階段盡可能補充水分十分重要，而草本茶可以作為補充水分和珍貴養分的良好來源。檸檬是天然的電解質、維生素 C 和抗氧化物來源，新鮮的檸檬和薑茶能夠幫助妳維持身體水分，同時緩解腹中作嘔感。助消化的精油如薑、綠薄荷、洋甘菊、檸檬、甜橙、葡萄柚、佛手柑、橘、甌柑和蒔蘿全株，都可用於緩解產程中的噁心和嘔吐症狀。

肚子乖乖滾珠瓶

製作 10mL ↘ 外用

3滴薑精油　　　　　　　1滴羅馬洋甘菊精油
2滴綠薄荷精油　　　　　分餾椰子油

1. 將薑、綠薄荷和羅馬洋甘菊精油滴入容量 10mL 的玻璃滾珠瓶，以分餾椰子油填滿瓶身。密封瓶子後輕輕搖晃使其混合均勻，別忘了為配方貼上標籤。
2. 當感覺自己進入焦慮或壓力狀態時，可將配方滾塗於後頸、胸口和手腕。

止嘔舒緩擴香複方

製作 15mL ↘ 聞香

5mL 甜橙精油　　　　　　3.75mL 羅馬洋甘菊精油
3.75mL 薑精油　　　　　　2.5mL 苦橙葉精油

1. 將所有精油加入一個空的精油瓶（或任何有滴頭的深色玻璃瓶）中並輕晃瓶子使其混合均勻。
2. 取10滴複方滴入擴香器，每一次使用以30分鐘為單位（運作30分鐘，關閉30分鐘），讓氣味在整個空間中擴散，以避免接觸過量精油。

| 操作提示 |
可將這份複方以椰子油或妳喜愛的無香乳液稀釋，並塗抹於腹部、胸口和脖子。

止吐嗅聞棒

製作1份 ⇢ 聞香

10滴檸檬精油	5滴苦橙葉精油
10滴甜橙精油	5滴羅馬洋甘菊精油

1. 混合所有精油於一個小玻璃碗中。
2. 以鑷子將芳香嗅聞棒的替芯（棉芯）夾入玻璃碗，來回滾動直到它將所有精油複方全部吸收。
3. 以鑷子將替芯移入嗅聞棒空管，蓋上管子並貼上配方標籤。
4. 每當感覺噁心時可立即取出吸嗅。

乳頭乾燥／龜裂

哺乳期間妳的乳頭能夠維持在多好的狀態，取決於妳的寶寶是否能正確含乳（latching）——若寶寶含入口中的乳房範圍太大，妳的乳頭就得為此付出代價。受過訓練的泌乳專家能協助妳調整寶寶的含乳習慣和其他哺乳問題。溫和的精油如真正薰衣草、洋甘菊、天竺葵、橙花、摩洛哥藍艾菊、永久花、甜橙和玫瑰，也能幫助緩解發炎和治療任何開放性傷口。

媽咪乳頭軟膏

製作約120mL ⇢ 外用

60mL 未精煉椰子油	27g 未精煉乳油木果脂
30g 蜂蠟片	30滴德國洋甘菊精油

1. 取一個小鍋子低溫加熱，融化椰子油、蜂蠟和乳油木果脂。
2. 完全融化後立即把鍋子移離熱源，加入德國洋甘菊精油。
3. 倒入梅森罐，放入冰箱20分鐘使其硬化。
4. 哺乳後，輕柔拍乾妳的乳頭，塗上軟膏以預防之後乳頭受傷。妳也可以在任何需要紓緩的時候，將軟膏塗抹於兩邊乳房。將未使用的軟膏儲存於陰涼、避光處。

金盞花花朵的消炎和抗菌特質十分知名，它不曾從我治療肌膚用的軟膏中缺席。取2大匙金盞花加入椰子油，低溫加熱浸泡2小時，過濾後將浸泡油應用於上述配方。

修復乳頭藥草浸泡油

製作120mL ↘ 外用

120mL 初榨橄欖油	20滴真正薰衣草精油
2大匙金盞花花朵	10滴天竺葵精油
2大匙薰衣草花苞	

1. 將所有成分混合於一個玻璃碗中，倒入梅森罐。
2. 哺乳後輕柔拍乾乳頭，塗上藥草浸泡油以預防之後乳頭受傷。妳也可以在任何需要紓緩的時候，將油塗抹於兩邊乳房。
3. 未使用的浸泡油須儲存於陰涼、避光處。

產後憂鬱

由於懷孕前後劇烈的荷爾蒙震盪，許多女性會經歷各種形式的產後憂鬱，而有些人並不知情。若妳懷疑自己正處於產後憂鬱，向醫師尋求協助是很重要的，此外，天然療法和藥物治療都能夠幫得上忙。以下精油可幫助提振情緒、減輕焦慮和壓力，且能與醫療程序並用：真正薰衣草、洋甘菊、快樂鼠尾草、檸檬、甜橙、葡萄柚、苦橙葉、天竺葵、芫荽、佛手柑、香草、檀香、依蘭依蘭、雪松和橙花。

掃蕩陰霾陽光擴香複方

製作15mL ↘ 聞香 ↘ 具光敏性

5mL 甜橙精油
3.75mL 佛手柑精油
3.75mL 真正薰衣草精油
2.5mL 芫荽精油

1. 將所有精油加入一個空的精油瓶（或任何有滴頭的深色玻璃瓶）中並輕晃瓶子使其混合均勻。
2. 取10滴複方滴入擴香器，每一次使用以30分鐘為單位（運作30分鐘，關閉30分鐘），讓氣味在整個空間中擴散，以避免接觸過量精油。

| 操作提示 |

可將這份複方以椰子油或妳喜愛的無香乳液稀釋並按摩於全身。配方中含有具光敏性的佛手柑精油，故外用前別忘了先稀釋，且陽光下使用須格外小心。

戰勝產後憂鬱體香噴霧

製作120mL ↘ 外用

30mL 金縷梅萃取液   20滴羅馬洋甘菊精油
7.5mL 蘆薈膠   15滴檀香精油
2.5mL 蔬菜甘油   過濾水
25滴快樂鼠尾草精油

1. 將金縷梅萃取液、蘆薈膠、蔬菜甘油及快樂鼠尾草、羅馬洋甘菊和檀香精油裝入120mL 容量的噴瓶中，輕晃瓶身使其混合。
2. 以過濾水填滿瓶內剩餘容量。
3. 使用前搖晃均勻，噴灑於頭髮和身上。將未使用的噴霧儲存於陰涼、避光處。

| 操作提示 |

這份複方也可作為空間或枕頭噴霧，噴灑在整個空間中或枕頭和家具上，享受滿室馨香。

沮喪剋星滾珠瓶

製作10mL ⇢ 外用 ⇢ 具光敏性

3滴佛手柑精油
2滴羅馬洋甘菊精油
1滴乳香精油
分餾椰子油

1. 將佛手柑、羅馬洋甘菊和乳香精油滴入容量10mL的玻璃滾珠瓶。
2. 以分餾椰子油填滿瓶身,關上滾珠頭和蓋子輕輕搖晃混合,最後為配方貼上標籤。
3. 感到抑鬱、焦慮或壓力大時,將配方滾塗用於後頸、胸口和手腕。

產後陰道保養

此時此刻,妳的陰道已度過重重難關,只要給予多一點照顧,妳就能讓它恢復至生產前的狀態。復原熱敷布、抗菌擦拭巾和坐浴都有助於減輕發炎和紓緩餘痛。抗菌和消炎的精油包括真正薰衣草、茶樹、洋甘菊、甜馬鬱蘭、天竺葵、玫瑰草、檸檬、甜橙、甌柑、橙花、乳香、絲柏、西伯利亞冷杉、雪松、永久花、廣藿香和檀香,都有助於減輕發炎和治療傷口。

陰道復原熱敷布

製作1份 ⇢ 外用

5滴真正薰衣草精油　　　240mL 金縷梅萃取液
3滴天竺葵精油　　　　　960mL 熱水
30mL 蘆薈膠

1. 取真正薰衣草和天竺葵精油與蘆薈膠在小碗內攪拌均勻。
2. 將金縷梅萃取液倒進水盆,並拌入混合好的蘆薈膠。
3. 用熱水裝滿水盆,保留一點空間讓毛巾放入時不至於溢出。
4. 使用時,將毛巾浸入拌勻的熱水後擰乾,熱敷於陰道、會陰及肛門處以達到紓緩效果。

│ 替代成分 │
洋甘菊的消炎特質很適合為這份處方中的熱水加分,製作此配方前可先將 1/2 杯的藥草浸泡於熱水內 15 至 20 分鐘。

產後陰道擦拭巾

製作24張 ➷ 外用

15mL 未精煉椰子油
5滴永久花精油
5滴真正薰衣草精油
120mL 金縷梅萃取液

1. 取一個小鍋子低溫加熱融化椰子油，加入永久花和真正薰衣草精油，攪拌混合。
2. 將金縷梅萃取液倒進一個中碗，再拌入混合後的椰子油。
3. 取12張紙巾對半裁切，疊好放入有蓋的玻璃容器中，將混合液倒在整疊紙巾上，紙巾必須吸附所有的液體。
4. 為做好的擦拭巾蓋上蓋子，不使用時須冷藏，最多可保存1個月。

產後坐浴

製作1份 ➷ 外用

5滴真正薰衣草精油
5滴德國洋甘菊精油
60mL 蘆薈膠
400g 瀉鹽

1. 取一個小碗將真正薰衣草和德國洋甘菊精油與蘆薈膠拌在一起。
2. 以中碗盛裝瀉鹽，再拌入蘆薈膠混合物。
3. 注水的同時倒入上述混合好的配方，將浴缸水量填至1/4到半滿。
4. 坐進浴缸，將妳的下半身泡在水中至少20分鐘。

| 加分成分 |

舒緩類藥草如薰衣草和燕麥，能使這份坐浴處方更為出色。將兩者各取 1/2 杯裝入一只濾茶袋或乾淨的舊襪子，開口封緊後丟進浴缸中。

乳房疼痛

乳房疼痛絕對是哺乳媽咪的抱怨排行榜首位，熱敷巾和按摩油有助於緩解疼痛，使妳從痛楚之中解脫。消炎和鎮痛類的精油包含真正薰衣草、洋甘菊、沼澤茶樹、苦橙葉、薑、甜馬鬱蘭、永久花、檀香、乳香、依蘭依蘭、廣藿香、摩洛哥藍艾菊和天竺葵，也都能協助減輕部分疼痛。

舒緩乳房疼痛按摩油
製作120mL ➢ 外用

120mL 未精煉椰子油
30滴真正薰衣草精油
22滴沼澤茶樹精油
20滴羅馬洋甘菊精油

1. 取一個小鍋子低溫加熱，融化椰子油。
2. 完全融化後立即把鍋子移離熱源，加入真正薰衣草、沼澤茶樹和羅馬洋甘菊精油，攪拌混合。
3. 倒入梅森罐，放入冰箱20分鐘使其硬化。未使用須儲存於陰涼、避光處。
4. 取少量塗抹於乳房疼痛處並按摩至吸收。

| 加分成分 |
山金車花和聖約翰草的消炎作用十分知名，適合加入任何止痛處方油或軟膏中。將兩者各取 2 大匙與椰子油低溫加熱浸泡 2 小時，過濾後將浸泡油應用於上述配方。

乳房消炎藥草熱敷巾

製作1份 → 外用

30mL 蘆薈膠
5滴真正薰衣草精油
5滴羅馬洋甘菊精油
熱水

1.將蘆薈膠與精油在水盆內混合均勻。
2.用熱水裝滿水盆，保留一點空間讓毛巾放入時不至於溢出。
3.將毛巾浸入拌勻的熱水，擰去多餘水分後熱敷於乳房，可依妳的需求頻繁使用以達到紓緩效果。

| 替代成分 |

薰衣草茶溫和消炎的特質十分知名，是替代這份處方中熱水的好選擇。製作敷巾前可先將 1/2 杯的
薰衣草浸泡於熱水內 15 至 20 分鐘，再繼續完成配方。

加速產程

雖然一般而言我並不鼓勵催生，但我也相信當產程遲滯熄火時，芳香療法能提供些許的推進力，讓
產程再次啟動前進。快樂鼠尾草精油的一項知名作用便是幫助產婦製造更有效的宮縮，而產程中最
簡單的應用方式為滴2滴精油在毛巾上，於兩次宮縮間吸入氣味。但我個人偏好將精油擴香於整個
空間中，或透過專屬的嗅聞棒吸嗅。其他能幫助產程繼續前進的精油還有絲柏、西伯利亞冷杉、杜
松漿果、真正薰衣草、芫荽、乳香、沼澤茶樹、天竺葵、茉莉、玫瑰和依蘭依蘭。

順產擴香複方

製作 15mL ↘ 聞香

6.25mL 快樂鼠尾草精油
5mL 檸檬精油
3.75mL 天竺葵精油

1. 將所有精油加入一個空的精油瓶（或任何有滴頭的深色玻璃瓶）中並輕晃瓶子使其混合均勻。
2. 取10滴複方滴入擴香器，每一次使用以30分鐘為單位（運作30分鐘，關閉30分鐘），讓氣味在整個空間中擴散，以避免接觸過量精油。

產程再啟動嗅聞棒

製作1份 ↘ 聞香

10滴快樂鼠尾草精油
10滴茉莉原精
10滴真正薰衣草精油

1. 混合所有成分於一個小玻璃碗中。
2. 以鑷子將芳香嗅聞棒的替芯（棉芯）夾入玻璃碗，來回滾動直到它將所有精油複方全部吸收。
3. 以鑷子將替芯移入嗅聞棒空管，蓋上管子並貼上配方標籤。
4. 每當產程中有需要時，可立即取出吸嗅。

轉換期（transition，又稱過渡期）

轉換期被視為暴風雨前的寧靜，且為產程中時間過得最快的階段。然而，很多人一致認定轉換期是生產過程中最困難的部分，許多女性在此階段會同時經歷焦慮、恐懼、噁心、發冷、強度更高的宮縮、想要用力的感受甚至是破水。芳香療法能讓分娩室恢復活力、消除各種焦慮，並將產程維持在正軌上。此時可選用明亮愉悅且安撫的精油，如真正薰衣草、洋甘菊、快樂鼠尾草、芫荽、檸檬、甜橙、佛手柑、甌柑、橘、香草和乳香。

轉換期芳香空間噴霧

製作180mL ↘ 聞香

150mL 過濾水　　　　　15滴快樂鼠尾草精油
30mL 40% 伏特加　　　　15滴甌柑精油
20滴葡萄柚精油　　　　 10滴真正薰衣草精油

1. 將所有成分加入噴瓶中並搖晃使之混合。
2. 噴灑在整個空間中或枕頭和家具上，享受滿室馨香。

| 替代成分 |

若妳手邊沒有伏特加，金縷梅萃取液很適合作為替代品用於製作空間噴霧。噴灑前記得要搖晃均勻，
金縷梅萃取液的酒精濃度較低，精油無法像溶於伏特加那樣均勻與其混合。

轉換期芳香滾珠瓶

製作10mL ↘ 外用 ↘ 聞香

2滴真正薰衣草精油　　　1滴12%濃度香草精油（超臨界二氧化碳萃取法）
2滴羅馬洋甘菊精油　　　分餾椰子油
2滴甌柑精油

1. 將所有精油滴入容量10mL 的玻璃滾珠瓶，再以分餾椰子油填滿瓶身。關上滾珠頭和蓋子輕輕搖
   晃混合，別忘了為配方貼上標籤。
2. 可在需要時直接滾塗於後頸、胸口和手腕。

轉換期擴香複方

製作約15mL ↘ 聞香

5mL 真正薰衣草精油
5mL 羅馬洋甘菊精油
3.75mL 甌柑精油
25滴12%濃度香草精油（超臨界二氧化碳萃取法）

1. 將所有精油加入一個空的精油瓶（或任何有滴頭的深色玻璃瓶）中並輕晃瓶子使其混合均勻。
2. 取10滴複方滴入擴香器，每次使用以30分鐘為單位（運作30分鐘，關閉30分鐘），讓氣味在整
   個空間中擴散，以避免接觸過量精油。

chapter

嬰 兒 及 孩 童 的 照 護 配 方

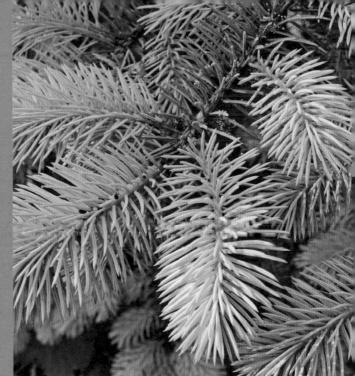

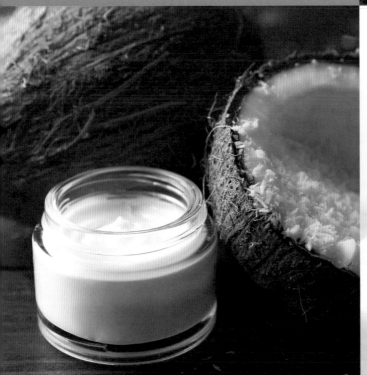

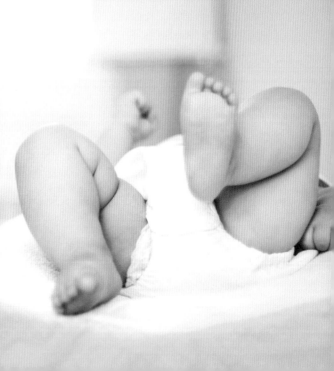

過敏（花粉症、枯草熱）

過敏症狀在一年四季都可能發生，取決於妳的孩子對何種物質過敏，而許多治療過敏的非處方藥副作用並不討喜：如疲倦嗜睡和刺激性。芳香療法是處理過敏（花粉熱）的好幫手，能清理並淨化空氣、鎮定鼻竇內受刺激的黏膜，並暢通呼吸道使呼吸更為順利。有助緩解過敏和鼻竇問題的精油，包含了真正薰衣草、摩洛哥藍艾菊、洋甘菊、檸檬、乳香、甜橙、葡萄柚、杜松漿果、綠薄荷、雲杉、西伯利亞冷杉、絲柏、歐洲赤松、沼澤茶樹、香茅和檸檬尤加利。

殲滅過敏擴香複方 #1
製作 15 mL ↗ 聞香

5 mL 西伯利亞冷杉精油
5 mL 沼澤茶樹精油
3.75 mL 摩洛哥藍艾菊精油
3.75 mL 德國洋甘菊精油

· 製作複方
將所有精油加入一個空的精油瓶（或任何有滴頭的深色玻璃瓶），並輕晃瓶身使其混合均勻。

· 擴香複方
將複方精油依建議滴數加入擴香器中，並以 30 分鐘為單位（運作 30 分鐘，關閉 30 分鐘），擴香於整個空間。

0–6個月	6–24個月	2–6歲	6歲以上
2滴	4滴	6滴	8滴

殲滅過敏擴香複方 #2

製作15mL ↘ 聞香

5mL沼澤茶樹精油　　　　　3.75mL真正薰衣草精油
3.75mL西伯利亞冷杉精油　　2.5mL檸檬精油

・製作複方

將所有精油加入一個空的精油瓶（或任何有滴頭的深色玻璃瓶），並輕晃瓶身使其混合均勻。

・擴香複方

將複方精油依建議滴數加入擴香器中，並以30分鐘為單位（運作30分鐘，關閉30分鐘），擴香於整個空間。

0–6個月	6–24個月	2–6歲	6歲以上
2滴	4滴	6滴	8滴

緩解花粉熱嗅聞棒

製作1份 ↘ 聞香

	3–6個月	6–24個月	2–6歲	6歲以上
摩洛哥藍艾菊精油	0滴	3滴	6滴	6滴
檸檬精油	6滴	3滴	6滴	6滴
沼澤茶樹精油	4滴	4滴	8滴	8滴

1. 混合所有精油於一個小玻璃碗中。
2. 以鑷子將芳香嗅聞棒的替芯（棉芯）夾入玻璃碗，來回滾動直到它將所有精油複方全部吸收。
3. 以鑷子將替芯移入嗅聞棒空管，蓋上管子並貼上配方標籤。
4. 當季節性過敏發作時可隨時取出吸嗅。

焦慮

孩子的焦慮可能來自各種因素，重要的是能讓他們在人生早期就學習到平撫焦慮的技巧，瑜伽和冥想都是適合教給孩子的好工具。此外，鎮定和紓壓的精油如真正薰衣草、洋甘菊、沼澤茶樹、苦橙葉、橙花、雪松、依蘭依蘭、檸檬、甜橙、佛手柑、葡萄柚、橘、玫瑰、檀香、芫荽、乳香和香草都能協助減輕焦慮，且與醫療行為並行無礙。

抗焦慮擴香複方

製作 15 mL → 聞香

5 mL 真正薰衣草精油
3.75 mL 葡萄柚精油
3.75 mL 甜橙精油
2.5 mL 芫荽精油

· 製作複方
將所有精油加入一個空的精油瓶（或任何有滴頭的深色玻璃瓶），並輕晃瓶身使其混合均勻。

· 擴香複方
將複方精油依建議滴數加入擴香器中，並以 30 分鐘為單位（運作 30 分鐘，關閉 30 分鐘），擴香於整個空間。

0-6 個月	6-24 個月	2-6 歲	6 歲以上
2 滴	4 滴	6 滴	8 滴

抗焦慮兒童按摩油

製作約60mL ↘ 外用

	3 6個月	6 24個月	2-6歲	6歲以上
基底油	60mL	60mL	60mL	60mL
真正薰衣草精油	1滴	6滴	10滴	15滴
羅馬洋甘菊精油	1滴	4滴	8滴	15滴

1. 取一個小鍋子低溫加熱，融化基底油。
2. 完全融化後將鍋子移離熱源，加入精油。
3. 混合均勻後的基底油與精油裝入瓶子或罐子中，未使用須儲存於陰涼、避光處。
4. 將按摩油塗抹按摩於孩子的胸口、背部、雙腿和腳底。

寶寶平靜空間噴霧

製作120mL ↘ 聞香

	3-6個月	6-24個月	2-6歲	6歲以上
過濾水	90mL	90mL	90mL	90mL
40%伏特加	30mL	30mL	30mL	30mL
甌柑精油	2滴	5滴	10滴	15滴
佛手柑精油	0滴	5滴	10滴	15滴
真正薰衣草精油	2滴	10滴	15滴	20滴

1. 將所有成分加入噴瓶中並搖晃使之混合。
2. 噴灑在整個空間中或枕頭和家具上，享受滿室馨香。

| 替代成分 |

若妳手邊沒有伏特加，金縷梅萃取液很適合作為替代品用於製作空間噴霧。噴灑前記得要搖晃均勻，金縷梅萃取液的酒精濃度較低，精油無法像溶於伏特加那樣均勻與其混合。

氣喘

根據美國氣喘和過敏基金會（Asthma and Allergy Foundation of America）統計，約有2400萬的美國人為呼吸系統的症狀所苦，其中又以兒童為主要族群。這些症狀通常發作於呼吸道受刺激後，黏液阻塞且呼吸道窄化，進而導致呼吸困難。對於部分孩子而言，氣喘甚至可能危及生命，請務必確保先就診向醫師諮詢，而精油則能安全的作為藥物的輔助。有助於緩解刺激、減輕發炎、暢通呼吸道並淨化空氣的精油包含真正薰衣草、摩洛哥藍艾菊、洋甘菊、檸檬、乳香、甜橙、葡萄柚、杜松漿果、綠薄荷、雲杉、西伯利亞冷杉、絲柏、歐洲赤松、沼澤茶樹、香茅和檸檬尤加利。

好好呼吸擴香複方
製作15mL ⤳ 聞香

5mL甜馬鬱蘭精油
5mL沼澤茶樹精油
2.5mL摩洛哥藍艾菊精油
2.5mL西伯利亞冷杉精油

· 製作複方
將所有精油加入一個空的精油瓶（或任何有滴頭的深色玻璃瓶），並輕晃瓶身使其混合均勻。

· 擴香複方

將複方精油依建議滴數加入擴香器中，並以 30 分鐘為單位（運作 30 分鐘，關閉 30 分鐘），擴香於整個空間。

0–6個月	6–24個月	2–6歲	6歲以上
2 滴	4 滴	6 滴	8 滴

| 替代成分 |

摩洛哥藍艾菊精油含有的化學成分天藍烴，是一種對過敏和氣喘很有效的天然抗組織胺。若妳手邊沒有摩洛哥藍艾菊，可用同樣含有天藍烴成分的德國洋甘菊取而代之（以 1：1 的比例）。

平穩氣息滾珠瓶

製作10mL ⇢ 外用 ⇢ 聞香

	3–6個月	6–24個月	2–6歲	6歲以上
乳香精油	0 滴	1 滴	1 滴	1 滴
真正薰衣草精油	0 滴	1 滴	1 滴	2 滴
沼澤茶樹精油	0 滴	1 滴	2 滴	3 滴
分餾椰子油	填滿	填滿	填滿	填滿

1. 將乳香、真正薰衣草和沼澤茶樹精油滴入容量10mL 的玻璃滾珠瓶。
2. 加入足量分餾椰子油填滿瓶身。關上滾珠頭和蓋子輕輕搖晃混合，別忘了為配方貼上標籤。
3. 當感覺呼吸不順時，可滾塗於後頸、胸口和手腕。

輕鬆呼吸睡前浴鹽

製作1份 ‧ 外用 ‧ 聞香

	3–6個月	6–24個月	2–6歲	6歲以上
西伯利亞冷杉精油	0滴	0滴	2滴	2滴
真正薰衣草精油	2滴	2滴	2滴	2滴
沼澤茶樹精油	0滴	2滴	2滴	2滴
無香洗髮精或液態橄欖皂	30mL	30mL	30mL	30mL
瀉鹽	400g	400g	400g	400g

1. 取一個小碗，攪拌混合西伯利亞冷杉、真正薰衣草和沼澤茶樹精油與液態皂。
2. 以中碗盛裝瀉鹽，拌入混合精油的皂液。
3. 為浴缸注入泡澡水的同時，倒入上述混合好的配方。

| 替代成分 |

妳可以改用喜歡的基底油取代這份配方中的無香皂液，但在起身離開時要非常小心，因為油脂會使浴缸變得容易滑倒。

運動員腳病（香港腳、足癬）

運動員腳病（後簡稱香港腳）是一種真菌感染，許多運動員因赤腳在更衣室或公共淋浴間走動而被傳染，故有此命名。大眾泳池、淋浴間、體育館甚至是瑜伽墊都可能是傳染的罪魁禍首，而溫和抗真菌的精油包含真正薰衣草、茶樹、芫荽、甜橙、檸檬、橘、葡萄柚、甌柑、天竺葵、洋甘菊、歐洲赤松、雪松和乳香，皆能對抗足部的真菌。

抗真菌足粉
製作約240mL ↘ 外用

	3–6個月	6–24個月	2–6歲	6歲以上
白色高嶺土	120mL	120mL	120mL	120mL
葛粉或玉米澱粉	120mL	120mL	120mL	120mL
天竺葵精油	0滴	0滴	5滴	10滴
真正薰衣草精油	0滴	0滴	5滴	10滴
茶樹精油	0滴	0滴	5滴	10滴

1. 取一個中碗，混合高嶺土、葛粉和精油。
2. 清潔足部並等待完全乾燥，在受感染處灑上一層薄薄的足粉，一天進行兩次（早晚）。特別注意腳趾間的縫隙，並穿著尺寸適當且透氣的鞋子，每天至少更換一次襪子。
3. 將未使用的足粉儲存於梅森罐中。

兒童抗真菌軟膏
製作約120mL ↝ 外用

	3–6個月	6–24個月	2–6歲	6歲以上
未精煉椰子油	60mL	60mL	60mL	60mL
蜂蠟片	30g	30g	30g	30g
未精煉乳油木果脂	27g	27g	27g	27g
真正薰衣草精油	2滴	8滴	15滴	30滴
茶樹精油	2滴	7滴	10滴	30滴
維吉尼亞雪松精油	0滴	5滴	8滴	10滴

1. 取一個小鍋子低溫加熱，融化椰子油、蜂蠟和乳油木果脂。
2. 完全融化後將鍋子移離熱源，並加入真正薰衣草、茶樹和維吉尼亞雪松精油。
3. 倒入梅森罐，放入冰箱20分鐘使其硬化。未使用須儲存於陰涼、避光處。
4. 軟膏可塗抹於香港腳、體癬或任何真菌感染的皮膚上。

| 加分成分 |

薰衣草和金盞花的天然消炎和抗真菌特質，使它們極適合添加於任何抗真菌的軟膏或油中。將兩種藥草各取1大匙與椰子油低溫加熱浸泡2小時，過濾後將浸泡油應用於上述配方。

薰衣草抗真菌足浴

製作1份 ⤳ 外用

	3–6個月	6–24個月	2–6歲	6歲以上
真正薰衣草精油	0滴	0滴	4滴	6滴
蘆薈膠	30mL	30mL	30mL	30mL
瀉鹽	50g	50g	50g	50g
小蘇打粉	15mL	15mL	15mL	15mL
熱水	裝滿	裝滿	裝滿	裝滿

1. 先在一個小碗中,將真正薰衣草精油與蘆薈膠攪拌均勻。
2. 以另一個小碗盛裝瀉鹽和小蘇打粉,拌入蘆薈膠混合物。
3. 將混合後的成品倒入一個大水桶或水盆中,再以熱水裝滿容器。
4. 讓妳的孩子雙腳浸泡於足浴熱水內至少20分鐘。

| 加分成分 |
溫和抗真菌的藥草如薰衣草和金盞花很適合加入這份處方中。取總共 1/2 杯的藥草浸泡於熱水 15 到
20 分鐘,再將熱水應用於上述配方。

龜頭炎

存在於許多尿布或洗衣精中的細菌、真菌和部分化學物質，都是導致龜頭炎（陰莖前端發炎）的元凶。龜頭炎通常發生於未割包皮的男孩們的身上，但已割包皮的男孩們也無法完全倖免。消炎和治療皮膚的精油如真正薰衣草、茶樹、天竺葵、洋甘菊和玫瑰草，有助於減輕發炎並使肌膚痊癒。

消炎清潔坐浴

製作1份 ❯ 外用

	3–6個月	6–24個月	2–6歲	6歲以上
德國洋甘菊精油	0滴	1滴	1滴	2滴
真正薰衣草精油	2滴	3滴	4滴	4滴
玫瑰草精油	0滴	1滴	1滴	2滴
蘆薈膠	60mL	60mL	60mL	60mL
瀉鹽	400g	400g	400g	400g

1. 取一個小碗將真正薰衣草、德國洋甘菊和玫瑰草精油與蘆薈膠拌在一起。
2. 以中碗盛裝瀉鹽，再拌入蘆薈膠混合物。
3. 注水的同時倒入上述混合好的配方，將浴缸水量填至1/4到半滿。
4. 讓孩子坐進浴缸，並使他們的下半身在水裡至少浸泡20分鐘。

龜頭炎治療軟膏

製作約120mL ↝ 外用

	3–6個月	6–24個月	2–6歲	6歲以上
未精煉椰子油	60mL	60mL	60mL	60mL
蜂蠟片	30g	30g	30g	30g
未精煉乳油木果脂	27g	27g	27g	27g
天竺葵精油	0滴	5滴	6滴	10滴
德國洋甘菊精油	2滴	5滴	10滴	20滴
茶樹精油	2滴	10滴	20滴	50滴

1. 取一個小鍋子低溫加熱，融化椰子油、蜂蠟和乳油木果脂。
2. 完全融化後將鍋子移離熱源，並加入天竺葵、德國洋甘菊和茶樹精油。
3. 倒入梅森罐，放入冰箱20分鐘使其硬化。未使用須儲存於陰涼、避光處。
4. 清潔發炎處並輕輕拍乾，塗上軟膏。

| 加分成分 |

薰衣草和金盞花消炎及治療肌膚的特質十分知名。取兩者共 1/4 杯與椰子油低溫加熱浸泡 2 小時，
過濾後將浸泡油應用於上述配方。

入睡恐懼（bedtime fears）

入睡恐懼可能發生於任何年齡層的孩子。在搬至新家後，我兒子曾經毫無理由的恐懼起衣櫥裡的怪物，因此我製作個人版本的「怪物退散複方」以協助他。我用極誇張的演技調製這瓶複方噴霧——就像一名瘋狂科學家與她的實驗室，並在兒子全程旁觀後，讓他用這瓶噴霧擊退存在於房間和衣櫥每個角落裡他害怕的東西。那一晚，他一覺到天亮，半夜不再驚醒，從此之後我們再也沒有遇過入睡恐懼。這份配方聞起來非常棒，也很適合當作安撫入睡時的擴香複方。

怪物退散空間噴霧
製作180mL → 聞香

	3–6個月	6–24個月	2–6歲	6歲以上
過濾水	150mL	150mL	150mL	150mL
金縷梅萃取液	30mL	30mL	30mL	30mL
真正薰衣草精油	5滴	10滴	20滴	40滴
羅馬洋甘菊精油	2滴	4滴	8滴	16滴
甌柑精油	3滴	6滴	12滴	24滴
12%濃度香草精油（超臨界二氧化碳萃取法）	2滴	4滴	8滴	16滴

1. 將所有成分加入噴瓶中並搖晃使之混合。
2. 噴灑於整個空間中或枕頭和家具上。

| 安全提示 |
避免直接噴在臉上，噴灑時避開身體。

怪物退散擴香複方

製作約15mL ↝ 聞香

7.5mL 真正薰衣草精油
5mL 甌柑精油
2.5mL 羅馬洋甘菊精油
25滴12%濃度香草精油（超臨界二氧化碳萃取法）

・製作複方
將所有精油加入一個空的精油瓶（或任何有滴頭的深色玻璃瓶），並輕晃瓶身使其混合均勻。

・擴香複方
將複方精油依建議滴數加入擴香器中，並以30分鐘為單位（運作30分鐘，關閉30分鐘），擴香於整個空間。

0–6個月	6–24個月	2–6歲	6歲以上
2滴	4滴	6滴	8滴

水疱

水疱經常使人疼痛難忍，尤其當長在腳上時。多數醫生認同應該讓水疱自然暴露於空氣中，移除任何包覆其上的繃帶，透氣和乾燥環境才能幫助它們更快復原。而抗菌和治療皮膚的精油，如真正薰衣草、茶樹、玫瑰草、沼澤茶樹、甜馬鬱蘭、天竺葵、橙花、苦橙葉、洋甘菊、西伯利亞冷杉、絲柏、雪松、甜橙、檸檬和摩洛哥藍艾菊，能夠紓緩疼痛、避免傷口感染並使水疱更快癒合。

治療水疱噴劑

製作120mL → 外用

	3–6個月	6–24個月	2–6歲	6歲以上
金縷梅萃取液	30mL	30mL	30mL	30mL
蘆薈膠	7.5mL	7.5mL	7.5mL	7.5mL
蔬菜甘油	2.5mL	2.5mL	2.5mL	2.5mL
真正薰衣草精油	1滴	2滴	4滴	8滴
茶樹精油	1滴	2滴	4滴	8滴
過濾水	填滿	填滿	填滿	填滿

1. 將金縷梅萃取液、蘆薈膠、蔬菜甘油及真正薰衣草和茶樹精油裝入120mL容量的噴瓶中，輕晃瓶身使其混合。
2. 加入足量過濾水填滿瓶身。
3. 噴灑於水疱上，以乾淨紙巾或毛巾輕輕拍乾後，再塗上水疱防護軟膏（第127頁）。將未使用的噴劑儲存於陰涼、避光處。

| 替代成分 |

為增加治療皮膚的效果，可以用金盞花或洋甘菊純露取代這份處方中的過濾水。洋甘菊和金盞花兩者減緩發炎、促進組織新生和治療傷口的特質十分知名。

水疱防護軟膏

製作約120mL → 外用

	3–6個月	6–24個月	2–6歲	6歲以上
未精煉椰子油	60mL	60mL	60mL	60mL
蜂蠟片	30g	30g	30g	30g
乳油木果脂	27g	27g	27g	27g
天竺葵精油	0滴	5滴	10滴	15滴
真正薰衣草精油	4滴	10滴	20滴	40滴
茶樹精油	0滴	5滴	10滴	20滴

1. 取一個小鍋子低溫加熱，融化椰子油、蜂蠟和乳油木果脂。
2. 完全融化後將鍋子移離熱源，並加入天竺葵、真正薰衣草和茶樹精油。
3. 倒入梅森罐，放入冰箱20分鐘使其硬化。未使用須儲存於陰涼、避光處。
4. 在需要時將軟膏塗抹於乾淨的水疱上。

| 加分成分 |

金盞花消炎和治療肌膚的特質十分知名，是加入這份軟膏的極佳成分。取 1/4 杯金盞花與椰子油低溫加熱浸泡 2 小時，過濾後將浸泡油應用於上述配方。

治療水疱足浴

製作1份 ⟶ 外用

	3–6個月	6–24個月	2–6歲	6歲以上
真正薰衣草精油	0滴	0滴	4滴	6滴
玫瑰草精油	0滴	0滴	2滴	2滴
蘆薈膠	30mL	30mL	30mL	30mL
瀉鹽	200g	200g	200g	200g
熱水	填滿	填滿	填滿	填滿

1. 先在一個小碗中，將真正薰衣草和玫瑰草精油與蘆薈膠攪拌均勻。
2. 以中碗盛裝瀉鹽，拌入蘆薈膠混合物。
3. 將混合後的成品倒入一個大水桶或水盆中，再以熱水裝滿（足以淹過雙腳和腳踝）。
4. 讓妳的孩子雙腳浸泡於足浴熱水內至少20分鐘。

支氣管炎

支氣管炎為細菌或病毒感染的併發症，起初有類似感冒或流感的症狀——流鼻涕、乾咳和喉嚨痛。隨著感染持續，支氣管逐漸變得發炎腫脹，症狀包括帶有疼痛感的乾咳、發燒、黃色濃痰、胸痛和哮喘聲。芳香療法特別適用於處理這類肺部感染，並能協助緩解咳嗽、排除痰液和幫助身體更快祛除感染。消炎、祛痰和能幫助暢通呼吸道的精油，包含真正薰衣草、沼澤茶樹、西伯利亞冷杉、茶樹、玫瑰草、絲柏、歐洲赤松、甜馬鬱蘭、洋甘菊、綠薄荷、乳香、苦橙葉、雲杉、檀香和薑。

支氣管順暢擴香複方

製作15mL ↘ 聞香

5mL 西伯利亞冷杉精油
5mL 沼澤茶樹精油
2.5mL 絲柏精油
2.5mL 真正薰衣草精油

· 製作複方
將所有精油加入一個空的精油瓶（或任何有滴頭的深色玻璃瓶），並輕晃瓶身使其混合均勻。

· 擴香複方
將複方精油依建議滴數加入擴香器中，並以30分鐘為單位（運作30分鐘，關閉30分鐘），擴香於整個空間。

0–6個月	6–24個月	2–6歲	6歲以上
2滴	4滴	6滴	8滴

支氣管胸腔按摩膏

製作約120mL ↘ 聞香 ↘ 外用

	3–6個月	6–24個月	2–6歲	6歲以上
未精煉椰子油	120mL	120mL	120mL	120mL
西伯利亞冷杉精油	1滴	4滴	8滴	20滴
真正薰衣草精油	1滴	4滴	8滴	20滴
沼澤茶樹精油	2滴	8滴	16滴	30滴

1. 取一個小鍋子低溫加熱，融化椰子油。
2. 完全融化後將鍋子移離熱源，加入西伯利亞冷杉、真正薰衣草和沼澤茶樹精油，攪拌混合。
3. 倒入梅森罐，放入冰箱20分鐘使其硬化。
4. 塗抹按摩於寶寶的胸口、背部和腳底，並穿上襪子包覆雙腳。將未使用的按摩膏儲存於陰涼、避光處。

| 安全提示 |
不可將按摩膏塗抹在孩子臉上或鼻子下方。

支氣管好夥伴沐浴蒸氣錠
製作12個沐浴蒸氣錠 ↘ 聞香

	3–6個月	6–24個月	2–6歲	6歲以上
小蘇打粉	240mL	240mL	240mL	240mL
葛粉或玉米澱粉	80mL	80mL	80mL	80mL
水	110mL	110mL	110mL	110mL
西伯利亞冷杉精油	1滴	2滴	2滴	2滴
乳香精油	0滴	1滴	1滴	1滴
沼澤茶樹精油	2滴	2滴	2滴	2滴

1. 烤箱預熱至攝氏177℃。
2. 取一個中碗混合攪拌小蘇打粉、葛粉和水，使質地呈黏稠糊狀。
3. 將混合物倒入12格的馬芬蛋糕矽膠烤模中，每格填裝至半滿。
4. 放入烤箱烘烤20分鐘，取出後如有需要可放置隔夜，讓成品在烤模內完全乾燥。
5. 將蒸氣錠脫模，存放於廣口梅森罐中。
6. 使用時，取一錠滴入精油，放在淋浴間離水較遠的一端，關上浴室門吸嗅精油蒸氣。

昆蟲叮咬或螫傷

昆蟲叮咬或螫傷所導致的症狀，將依據個人過敏原的不同、昆蟲種類的差異及被叮咬或螫傷的數量多寡而產生不同。若妳或妳的孩子被疑似有毒的蛇或蜘蛛螫咬，請立即尋求醫療照護。抗菌和消炎的精油能協助處理一般輕微的叮咬或螫傷，妳能試著使用真正薰衣草、茶樹、沼澤茶樹、天竺葵、洋甘菊、摩洛哥藍艾菊、乳香、綠薄荷、玫瑰草、西伯利亞冷杉、絲柏、杜松漿果、歐洲赤松、橙花、芫荽、廣藿香、甜馬鬱蘭、玫瑰和檀香精油，以緩解癢感、減輕發炎和癒合傷口。

緩解蜜蜂螫傷滾珠瓶

製作10mL ↘ 適用年齡3個月以上 ↘ 外用

1/8茶匙（0.63mL）小蘇打粉
1/4茶匙（1.25mL）液態橄欖皂
2滴真正薰衣草精油
過濾水

1. 將小蘇打粉、液態橄欖皂和真正薰衣草精油混合於容量10mL的玻璃滾珠瓶中。
2. 裝入足量過濾水填滿瓶身，關上滾珠頭和蓋子後上下搖晃混合均勻。別忘了為配方貼上標籤。
3. 使用時，先把螫針從傷口完全移除，搖晃瓶子待配方妥善混合後塗上紓緩。一天最多使用5次，直到紅腫完全消退為止。
4. 接著使用小傷口消毒痊癒軟膏（第161頁），直至傷口完全癒合。

| 操作提示 |
蜜蜂（bee）和黃蜂（wasp）攻擊時使用的毒液種類不同，需要不同的配方以緩解螫傷。蜜蜂毒液為酸性，故一份天然的配方會使用較多的鹼性成分（包括小蘇打粉和液態橄欖皂）以幫助中毒液。

止癢爐甘石洗劑（calamine lotion）

製作約120mL → 外用

	3–6個月	6–24個月	2–6歲	6歲以上
皂土	45 mL	45 mL	45 mL	45 mL
小蘇打粉	30 mL	30 mL	30 mL	30 mL
蔬菜甘油	15 mL	15 mL	15 mL	15 mL
真正薰衣草精油	3滴	15滴	15滴	15滴
茶樹精油	1滴	5滴	5滴	5滴
過濾水或金縷梅萃取液	足夠成糊狀	足夠成糊狀	足夠成糊狀	足夠成糊狀

1. 將小蘇打粉、皂土、蔬菜甘油和精油加入一個梅森罐中，攪拌均勻。
2. 每次加入15mL過濾水，攪拌混合後再繼續加入，重複步驟直到內容物形成漿糊般黏稠的濃度。
3. 塗抹在蟲咬搔癢、紅疹和曬傷處，以減緩癢感、疼痛和消炎。
4. 未使用時須蓋緊存放於冰箱中。

緩解黃蜂螫傷滾珠瓶

製作10mL ↘ 適用年齡3個月以上 ↘ 外用

1/4茶匙（1.25mL）未濾過的蘋果生醋
1/4茶匙（1.25ml）蘆薈膠
2滴真正薰衣草精油
過濾水

1. 將蘋果生醋、蘆薈膠和真正薰衣草精油混合於容量10mL的玻璃滾珠瓶中。
2. 裝入足量過濾水填滿瓶身，關上滾珠頭和蓋子後上下搖晃混合均勻。別忘了為配方貼上標籤。
3. 使用時，先把螫針從傷口完全移除，搖晃瓶子待配方妥善混合後塗上紓緩。一天最多使用5次，直到紅腫完全消退為止。
4. 接著使用小傷口消毒痊癒軟膏（第161頁），直至傷口完全癒合。

| 操作提示 |

蜜蜂和黃蜂攻擊時使用的毒液種類不同，需要不同的配方以緩解螫傷。黃蜂毒液為鹼性，故一份天然的配方會使用較多的酸性成分（例如蘋果生醋和蘆薈膠）以幫助中和毒液。

驅蟲

並非所有驅蟲劑都一樣安全。若妳正嘗試避免使用含有危險殺蟲成分（如 DEET）的有毒驅蟲劑，那麼許多精油都具有天然的驅蟲和殺蟲效果。香茅是最常用於驅蟲的精油之一，它能擊退大多數的昆蟲和蜘蛛，且氣味使人驚豔。雪松則是我個人最愛的驅蟲精油之一，它與甜橙精油搭配時，能殺死任何進入妳噴霧射程範圍內的蟲子。其它對昆蟲具驅除作用的精油還有真正薰衣草、綠薄荷、沼澤茶樹、檸檬、廣藿香、天竺葵、葡萄柚、檸檬尤加利、甌柑、橘、歐洲赤松和茶樹。

蟲蟲退散兒童身體噴霧

製作120mL，外用

	3–6個月	6–24個月	2–6歲	6歲以上
金縷梅萃取液	30mL	30mL	30mL	30mL
蘆薈膠	15mL	15mL	15mL	15mL
蔬菜甘油	2.5mL	2.5mL	2.5mL	2.5mL
大西洋雪松精油	0滴	5滴	10滴	15滴
香茅精油	0滴	10滴	20滴	30滴
甜橙精油	5滴	5滴	10滴	15滴
過濾水	填滿	填滿	填滿	填滿

1. 將金縷梅萃取液、蘆薈膠、蔬菜甘油及大西洋雪松、香茅和甜橙精油裝入120mL容量的噴瓶中，輕晃瓶身使其混合。
2. 裝入足量過濾水填滿瓶身。
3. 使用前先搖晃均勻，可以噴灑在孩子的頭髮和身上，避開臉部。將未使用的噴霧儲存於陰涼、避光處。

蟲蟲退散寶貝霜

製作約120mL ↘ 外用

	3-6個月	6-24個月	2-6歲	6歲以上
未精煉椰子油	60mL	60mL	60mL	60mL
蜂蠟片	30g	30g	30g	30g
初榨橄欖油	30mL	30mL	30mL	30mL
大西洋雪松精油	0滴	5滴	10滴	15滴
香茅精油	0滴	10滴	20滴	30滴
真正薰衣草精油	4滴	5滴	10滴	15滴

1. 取一個小鍋子低溫加熱，融化椰子油、蜂蠟和橄欖油。
2. 完全融化後將鍋子移離熱源，並加入大西洋雪松、香茅和真正薰衣草精油。
3. 倒入梅森罐，放入冰箱20分鐘使其硬化。未使用須儲存於陰涼、避光處。
4. 將油霜塗抹於孩子的全身肌膚，避開臉部。

蟲蟲退散香茅蠟燭

製作約240mL ↘ 所有年齡適用 ↘ 聞香

30滴香茅精油　　　　　25滴檸檬尤加利精油
25滴大西洋雪松精油　　216g 大豆蠟

1. 在空的梅森罐或回收的蠟燭杯中放入一根燭芯。
2. 取一個小鍋子低溫加熱，融化大豆蠟。完全融化後將鍋子移離熱源，並加入香茅、大西洋雪松和檸檬尤加利精油，攪拌均勻。
3. 將混合精油後的蠟液倒入預先準備好的燭杯，等待其硬化冷卻至室溫。

4.野餐或烤肉時帶上這個蠟燭，在妳享受戶外活動樂趣時就可以點燃它，讓氣味幫助妳驅走蟲子。

| 操作提示 |
想讓燭芯在冷卻過程中停留於適當位置，妳可以拿兩根筷子或兩把奶油刀平放於燭杯上，彼此平行將燭芯夾在中間，這樣便能讓燭芯在蠟燭硬化的過程中不會倒向一邊。

燒燙傷和曬傷

灼熱的物品、滾燙的液體、蒸氣、電力、輻射線和太陽，甚至是化學物質──不論我們如何小心翼翼，意外有時就是會發生。在決定最適處理流程前，先判斷燒燙傷的嚴重程度是很重要的：觸電導致的燒傷通常會比肉眼看起來還要糟，須立即接受醫療照護；當燒燙傷的範圍超過表皮層次（即二度或三度以上）時，一樣須立刻就醫。

燒燙傷或曬傷時，無論程度輕重，應立刻將受傷部位浸入冷水中冷卻，但不能使用冰塊。將受傷部位置於和緩流動的冷水下十分鐘，或者浸入一盆或一缸冷水中都行得通。在傷處完全冷卻前，不可以塗抹任何油、脂或軟膏。曬後噴霧（第138頁）可協助冷卻燒燙傷或曬傷處，再以燒燙傷舒緩油（第136頁）或曬後修復霜（第137頁）清潔、乾燥受傷區域。

燒燙傷舒緩油
製作約60mL ⟶ 外用

	3–6個月	6–24個月	2–6歲	6歲以上
未精煉椰子油	60mL	60mL	60mL	60mL
真正薰衣草精油	2滴	9滴	18滴	20滴
維生素E油（選擇性）	5mL	5mL	5mL	5mL

1.取一個鍋子低溫加熱，融化椰子油。

2.完全融化後將鍋子移離熱源，加入真正薰衣草精油和維生素 E 油（如果有使用）。

3.倒入梅森罐，放入冰箱20分鐘使其硬化。

4.當燒燙傷或曬傷處需要清潔或維持乾燥時，取少量塗抹其上。

| 安全提示 |

避免將精油使用於未滿 3 個月的寶寶身上。妳可以直接剔除這份配方中的真正薰衣草精油，或者將薰衣草的藥草浸泡於椰子油中，作為較溫和的替代方案。

曬後修復霜

製作約120mL → 外用

	3–6個月	6–24個月	2–6歲	6歲以上
未精煉椰子油	60mL	60mL	60mL	60mL
蜂蠟片	30g	30g	30g	30g
未精煉乳油木果脂	27g	27g	27g	27g
沼澤茶樹精油	2滴	8滴	15滴	15滴
真正薰衣草精油	2滴	10滴	20滴	20滴
維生素 E 油（選擇性）	5mL	5mL	5mL	5mL

1.取一個鍋子低溫加熱，融化椰子油、蜂蠟和乳油木果脂。

2.完全融化後將鍋子移離熱源，並加入沼澤茶樹和真正薰衣草精油及維生素 E 油（如果有使用）。

3.倒入120mL 大小的梅森罐中，放入冰箱20分鐘使其硬化。

4.當燒燙傷或曬傷處需要清潔或維持乾燥時，取少量塗抹其上。

| 安全提示 |

避免將精油使用於未滿 3 個月的寶寶身上。妳可以直接剔除這份配方中的真正薰衣草精油，或者將薰衣草的花苞浸泡於椰子油中，作為較溫和的替代方案。

曬後噴霧

製作240mL → 外用

	3–6個月	6–24個月	2–6歲	6歲以上
胡椒薄荷純露	90mL	90mL	90mL	90mL
蘆薈膠	60mL	60mL	60mL	60mL
未濾過的蘋果生醋	15mL	15mL	15mL	15mL
德國洋甘菊精油	2滴	3滴	5滴	5滴
真正薰衣草精油	4滴	7滴	10滴	10滴
過濾水	填滿	填滿	填滿	填滿

1. 將胡椒薄荷純露、蘆薈膠、蘋果生醋及德國洋甘菊和真正薰衣草精油裝入240mL容量的噴瓶中。
2. 裝入足量過濾水填滿瓶身,輕晃噴瓶使其混合。
3. 使用前先搖晃均勻,於需要止痛時頻繁噴灑在燒燙傷處,或者每天至少噴灑一次以幫助傷口更快癒合。當皮膚從最初的燒燙傷或曬傷意外中降溫後,便可接著使用曬後修復霜(第137頁),以維持傷口癒合過程中的肌膚滋潤度。將噴霧存放於冰箱內,可獲得更好的冷卻效果及更長的保存期限(6到9個月)。

| 操作提示 |

這瓶噴霧也能處理廚房中的燒燙傷。我喜歡在未使用時將噴霧冷藏,因為冰涼的溫度對於剛燙到的傷處有很好的紓緩效果,同時也能降低一些疼痛感。使用前記得要搖晃均勻。

卡他（鼻喉處的黏膜炎）

與病毒或細菌作戰時，人體啟動的神奇防禦機制之一就是產生黏液，而當過多的黏液在喉嚨和鼻腔中生成，便稱為卡他（catarrh）。可以將下列祛痰及消炎精油，透過擴香吸嗅或胸腔按摩膏塗抹使用，以處理卡他症狀：真正薰衣草、沼澤茶樹、西伯利亞冷杉、茶樹、玫瑰草、絲柏、歐洲赤松、甜馬鬱蘭、洋甘菊、綠薄荷、乳香、苦橙葉、雲杉、檀香和薑。

祛痰加濕*複方
製作15mL ❧ 聞香

5mL 甜馬鬱蘭精油
5mL 沼澤茶樹精油
2.5mL 真正薰衣草精油
2.5mL 羅馬洋甘菊精油

* 譯註：欲達到加濕效果，須使用水氧機（加水一起霧化）或蒸氣吸入法（在熱水中滴入精油嗅聞蒸氣），以加熱或震盪式薰香工具擴香時，並無加濕作用。實際上臺灣氣候潮濕，除非冷暖氣常駐使室內濕度偏低，否則通常不若歐美國家需特別加濕，且濕度過高反而易導致鼻過敏和呼吸道症狀加劇。飽受鼻過敏困擾者，也建議以除濕機降低濕度，避免病菌、黴菌和塵蟎等過敏原蔓延。

· 製作複方
將所有精油加入一個空的精油瓶（或任何有滴頭的深色玻璃瓶），並輕晃瓶身使其混合均勻。

· 擴香複方
將複方精油依建議滴數加入擴香器中，並以30分鐘為單位（運作30分鐘，關閉30分鐘），擴香於整個空間。

0–6個月	6–24個月	2–6歲	6歲以上
2滴	4滴	6滴	8滴

黏液怪獸草本蒸氣鹽

製作 1 份 ⇢ 聞香

	3–6 個月	6–24 個月	2–6 歲	6 歲以上
乳香精油	0 滴	1 滴	2 滴	2 滴
真正薰衣草精油	2 滴	2 滴	2 滴	2 滴
沼澤茶樹精油	2 滴	2 滴	3 滴	3 滴
海鹽	120g	120g	120g	120g

1. 取一個小碗，混合乳香、真正薰衣草和沼澤茶樹精油與海鹽，直到精油均勻分散於鹽中，將混合後的鹽倒入大碗。
2. 煮沸 1 到 1.5 公升的水，將沸水倒在芳香鹽上並攪拌均勻。
3. 針對 6 歲以上的孩子，可以用一條毛巾蓋住頭，然後請他們將臉移到碗的上方，讓毛巾像帳篷一樣把蒸氣包覆在內。請孩子閉上雙眼坐著，在蒸氣上方保持呼吸，每次吸入蒸氣的時間不超過 10 分鐘。
4. 針對嬰兒或 6 歲以下的孩子，可用毯子或床單當作帳篷，和他們一起坐在熱水碗旁。

| 加分成分 |

藥草蒸氣幾世紀以來一直應用於治療胸腔感染，其中薰衣草、迷迭香、鼠尾草和百里香都是能為這份蒸氣鹽加分的成分。將加起來共 1/4 杯的藥草裝入一只濾茶袋或乾淨的舊襪子，浸泡於熱水內 15 到 20 分鐘，再將熱水用於這份蒸氣配方。

祛痰用胸腔按摩膏

製作120mL ↘ 外用 ↘ 聞香

	3–6個月	6–24個月	2–6歲	6歲以上
未精煉椰子油	120mL	120mL	120mL	120mL
西伯利亞冷杉精油	2滴	10滴	15滴	20滴
真正薰衣草精油	2滴	5滴	10滴	10滴
甜馬鬱蘭精油	0滴	5滴	10滴	15滴

1. 取一個小鍋子低溫加熱，融化椰子油。
2. 完全融化後將鍋子移離熱源並加入精油。
3. 倒入梅森罐，放入冰箱20分鐘使其硬化。
4. 塗抹按摩於寶寶的胸口、背部和腳底，並穿上襪子包覆雙腳。將未使用的按摩膏儲存於陰涼、避光處。

| 安全提示 |

不可將按摩膏塗抹在孩子臉上或鼻子下方。

水痘

水痘由病毒感染引起，並透過與水痘或帶狀疱疹患者的直接接觸（包含接觸和飛沫）造成傳染。水痘的傳染力很強，在兒童時期受感染通常相對安全，但若成年後才第一次被感染，症狀就可能變得危險。精油可用於止癢、鎮痛和消除空氣中高傳染力的病原體，其中抗病毒和紓緩治癒肌膚的精油，包含真正薰衣草、茶樹、甜馬鬱蘭、沼澤茶樹、橙花、綠薄荷、檸檬、甜橙、乳香、芫荽、苦橙葉、天竺葵、玫瑰和玫瑰草，對於水痘治療都有幫助。

舒緩止癢燕麥澡　製作1份 ⇢ 外用

	3-6個月	6-24個月	2-6歲	6歲以上
燕麥（細磨）	240mL	240mL	240mL	240mL
小蘇打粉	60mL	60mL	60mL	60mL
德國洋甘菊精油	1滴	1滴	3滴	3滴
真正薰衣草精油	1滴	2滴	3滴	4滴

1. 用均質機或食物調理器將燕麥磨成粉末，加入小蘇打粉後再次磨碎使成分完全混合。
2. 滴入德國洋甘菊和真正薰衣草精油，按下磨碎鍵數次使精油滴與粉末混合均勻。
3. 此配方可於浴缸注水時直接倒入使用，或者裝入細紗袋或乾淨的舊襪子，封緊開口後丟進注水中的浴缸，並且讓孩子在浴缸裡至少浸泡20分鐘。將未使用的配方裝入梅森罐中，存放於陰涼、乾燥處。

| 操作提示 |

為了維持肌膚潤澤，請勿在離開浴缸時將皮膚上的水直接擦乾。改以輕拍的方式除去皮膚多餘水分，接著塗抹極致潤澤身體霜（第169頁）或下面的「止癢爐甘石洗劑」作為保養。

止癢爐甘石洗劑　製作約120mL ⇢ 外用

	3-6個月	6-24個月	2-6歲	6歲以上
皂土	45mL	45mL	45mL	45mL
小蘇打粉	30mL	30mL	30mL	30mL
蔬菜甘油	15mL	15mL	15mL	15mL
真正薰衣草精油	3滴	15滴	15滴	15滴
沼澤茶樹精油	1滴	5滴	5滴	5滴
過濾水或金縷梅萃取液	足夠成糊狀	足夠成糊狀	足夠成糊狀	足夠成糊狀

1. 將小蘇打粉、皂土、蔬菜甘油和精油加入梅森罐中，攪拌均勻。
2. 每次加入 15mL 過濾水，攪拌混合後再繼續加入，重複步驟直到內容物形成漿糊般黏稠的濃度。
3. 需要減輕癢感、痛感或發炎情況時，可依需求將爐甘石洗劑頻繁塗抹在搔癢和疼痛處。未使用的洗劑須保存於冰箱中。

抗病毒擴香複方

製作 15mL ↘ 聞香 ↘ 具光敏性

5mL 檸檬精油　　　　　　　3.75mL 真正薰衣草精油
3.75mL 芫荽精油　　　　　　2.5mL 沼澤茶樹精油

・製作複方
將所有精油加入一個空的精油瓶（或任何有滴頭的深色玻璃瓶），並輕晃瓶身使其混合均勻。

・擴香複方
將複方精油依建議滴數加入擴香器中，並以 30 分鐘為單位（運作 30 分鐘，關閉 30 分鐘），擴香於整個空間。

0–6個月	6–24個月	2–6歲	6歲以上
2滴	4滴	6滴	8滴

│ 操作提示 │
這份複方精油可以稀釋在椰子油或蘆薈膠中，當作抗病毒乾洗手使用。由於配方強烈，且含有具光敏性的檸檬精油，故外用前別忘了先稀釋，且陽光下使用須格外小心。

包皮環割術（割包皮）

若妳選擇讓兒子接受包皮環割手術，恢復期間就需要特別的照護。割包皮術後的復原時間可達7至10天，但目前多數步驟都已簡單化，適當照顧的情形下甚至2天左右即可康復。未滿3個月的寶寶皮膚薄而敏感、不建議使用精油，此時純露就是溫和而完美的選項，可用於清潔切口處、減輕發炎並加速傷口癒合。

割包皮術後抗菌清潔噴霧

製作約120mL ↝ 所有年齡適用 ↝ 外用

60mL 薰衣草純露　　　30mL 金縷梅萃取液
15mL 蘆薈膠　　　　　過濾水
5mL 蔬菜甘油

1. 將薰衣草純露、蔬菜甘油、蘆薈膠和金縷梅萃取液加入120mL 容量的噴瓶中，輕晃瓶身混合。
2. 加入足量過濾水填滿瓶身。
3. 於每次換尿布時噴灑在陰莖上，再以乾淨紙巾或毛巾輕輕拍乾，塗上下面的「簡易薰衣草痊癒軟膏」。將未使用的噴霧儲存於陰涼、避光處。

割包皮術後舒緩薰衣草熱敷

製作1份 ↝ 所有年齡適用 ↝ 外用

120mL 薰衣草純露　　　30g 海鹽
30mL 蘆薈膠　　　　　熱水

1. 將薰衣草純露、蘆薈膠和海鹽混合於一個水盆中。
2. 加入足夠裝滿幾乎整個水盆的熱水攪拌，並保留毛巾放入的空間。
3. 使用時，將毛巾浸入拌勻的熱水，擰去多餘水分後輕敷在陰莖上，每次5分鐘。每當需要減輕發炎、紅腫或疼痛時，可頻繁使用這份配方。

簡易薰衣草痊癒軟膏

製作約120mL ↝ 所有年齡適用 ↝ 外用

60mL 未精煉椰子油　　　30g 蜂蠟片
2大匙薰衣草花苞　　　　27g 未精煉乳油木果脂

1. 取一個小鍋子低溫加熱，融化椰子油。
2. 倒入薰衣草花苞浸泡1小時，再以細篩網過濾。
3. 將蜂蠟和乳油木果脂加入濾出的浸泡油中，繼續以低溫加熱融化。
4. 完全融化後將鍋子移離熱源，倒入梅森罐，放入冰箱20分鐘使其硬化。
5. 使用上面的「割包皮術後抗菌清潔噴霧」溫柔清潔陰莖前端並拍乾，再塗上軟膏。將未使用的軟膏儲存於陰涼、避光處。

感冒

每個人的感冒症狀不同，包含鼻塞、流鼻水、喉嚨痛、咳嗽，有時甚至會發燒。適合擴香抗菌和抗病毒的精油如真正薰衣草、茶樹、檸檬、肉桂、乳香、甜馬鬱蘭、沼澤茶樹、絲柏、玫瑰草、綠薄荷和西伯利亞冷杉，有助於清除空氣中的病原體。外用時，精油則能協助止咳、退燒甚至提振免疫系統，加速擊退感冒。

兒童擴香複方

製作15mL ↘ 聞香

5mL 西伯利亞冷杉精油
3.75mL 錫蘭肉桂葉精油
3.75mL 真正薰衣草精油
2.5mL 乳香精油

· 製作複方
將所有精油加入一個空的精油瓶（或任何有滴頭的深色玻璃瓶），並輕晃瓶身使其混合均勻。

· 擴香複方
將複方精油依建議滴數加入擴香器中，並以30分鐘為單位（運作30分鐘，關閉30分鐘），擴香於整個空間。

0–6個月	6–24個月	2–6歲	6歲以上
2滴	4滴	6滴	8滴

| 安全提示 |
以外用方式塗抹錫蘭肉桂皮精油對於肌膚而言過於刺激，但應用於擴香中則完全安全。錫蘭肉桂葉精油相較下溫和許多，不論擴香或低濃度稀釋後外用都沒問題。

感覺好多了浴鹽

製作 1 份 · 外用 · 聞香

	3–6個月	6–24個月	2–6歲	6歲以上
真正薰衣草精油	1滴	1滴	1滴	2滴
甜馬鬱蘭精油	0滴	1滴	2滴	3滴
沼澤茶樹精油	1滴	2滴	3滴	3滴
無香洗髮精或液態橄欖皂	15 mL	15 mL	15 mL	15 mL
瀉鹽	400g	400g	400g	400g

1. 取一個小碗，攪拌混合真正薰衣草、甜馬鬱蘭和沼澤茶樹精油與液態橄欖皂。
2. 以中碗盛裝瀉鹽，拌入混合精油的皂液。
3. 為浴缸注入泡澡水的同時，倒入上述混合好的配方。

| 加分成分 |

溫和抗菌和支持免疫系統的藥草如薰衣草和金盞花，都能使這份浴鹽效果更佳。將兩種藥草各取 1/4 杯裝入一只濾茶袋或乾淨的舊襪子，開口封緊後丟進浴缸中。

病原殺手洗手慕斯

製作240mL ↘ 適用年齡3個月以上 ↘ 外用

15mL 液態橄欖皂　　　　3滴沼澤茶樹精油
15mL 蔬菜甘油　　　　　過濾水
5滴真正薰衣草精油

1. 將液態橄欖皂、蔬菜甘油與真正薰衣草和滴沼澤茶樹精油加入起泡慕斯瓶中混合，輕晃瓶身使其均勻。
2. 加入足量過濾水填滿瓶身，搖晃使成分均勻混合。經常洗手以達到殺菌作用。

| 替代成分 |

想額外增加溫和的抗菌作用，可用薰衣草純露取代這份配方中的過濾水，它減緩發炎、清潔傷口和治癒乾燥肌膚的能力十分出色。

唇皰疹（感冒皰瘡）

唇皰疹是長在嘴巴周圍、嘴巴內、嘴唇上甚至是喉嚨中的小水疱，為第一型單純皰疹病毒（herpes simplex virus 1, HSV-1）所引起的一種症狀。這種病毒極具傳染力，並透過接吻、共用器皿和杯子傳播。一旦有人受感染，皰疹病毒就會終生潛伏於其體內，並在同樣的位置週期性發作。通常當壓力大、同時遭其他病毒（如流感病毒）攻擊或天氣熱時，唇皰疹更容易出現。

不幸的是，如同多數病毒，皰疹病毒並不會給予兒童差別待遇：根據統計，每5個美國人中就有1位感染 HSV-1，其中一部分族群正是兒童。這個消息可能令所有父母憂心，但幸好妳現在也知道如何以天然的配方減輕唇皰疹造成的部分疼痛，並防範未來再次發作。在初始徵兆的刺痛感出現時立即使用抗病毒的精油，例如真正薰衣草、天竺葵、檸檬、洋甘菊、綠薄荷、芫荽、沼澤茶樹和茶樹等，就能減少唇皰疹的發作。

唇皰疹局部處理油

製作約30mL ↝ 外用

	3-6個月	6-24個月	2-6歲	6歲以上
未精煉椰子油	15mL	15mL	15mL	15mL
維生素E油	15mL	15mL	15mL	15mL
德國洋甘菊精油	1滴	2滴	3滴	9滴
真正薰衣草精油	1滴	2滴	3滴	9滴

1. 取一個小鍋子低溫加熱，融化椰子油。
2. 完全融化後將鍋子移離熱源，拌入維生素E油及德國洋甘菊和真正薰衣草精油。
3. 倒入梅森罐，放入冰箱20分鐘使其硬化。
4. 當初始徵兆的刺痛感出現時，用一根乾淨的棉花棒沾取少量油脂點塗於每個疼痛處。將未使用的油儲存於陰涼、避光處。

舒緩唇皰疹護唇膏

製作約90mL ↝ 外用

	3-6個月	6-24個月	2-6歲	6歲以上
未精煉椰子油	45mL	45mL	45mL	45mL
蜂蠟片	30g	30g	30g	30g
乳油木果脂	13.5g	13.5g	13.5g	13.5g
維生素E油	5mL	5mL	5mL	5mL

真正薰衣草精油	3 滴	6 滴	10 滴	15 滴
檸檬精油	0 滴	3 滴	5 滴	10 滴

1. 取一個小鍋子低溫加熱，融化椰子油、蜂蠟和乳油木果脂。
2. 完全融化後將鍋子移離熱源，並加入維生素 E 油及真正薰衣草和檸檬精油。
3. 倒進唇膏管、馬口鐵盒或廣口瓶中。
4. 用一根乾淨的棉花棒沾取少量護唇膏塗抹於孩子的嘴唇。將未使用的護唇膏儲存於陰涼避光處。

| 加分成分 |
香蜂草抗病毒和抗發炎的特質十分知名，是最廣泛被應用於處理唇皰疹的藥草。取 2 大匙香蜂草加入椰子油，低溫加熱浸泡 2 小時後濾除植材，以浸泡油繼續完成上述處方。

腸絞痛

腸絞痛會引起腹部區域的疼痛和不適感，是常見於嬰兒的症狀。腸絞痛中的寶寶可能連續哭鬧數小時，抬高雙腳到肚子上並緊握拳頭。這些腸絞痛症狀常在持續 3 到 6 週後，寶寶屆滿 3 個月大前後自行消失，其症狀成因至今仍有部分為謎。值得感激的是，天然的配方就能協助紓緩並減輕寶寶的疼痛：因為年齡未達使用精油標準，純露是安撫腸絞痛寶寶最安全的選項。

腸絞痛寶寶滾珠瓶

製作 10mL ↘ 所有年齡適用 ↘ 外用

羅馬洋甘菊純露

1. 以羅馬洋甘菊純露填滿容量 10mL 的滾珠瓶，關上滾珠頭和蓋子並貼上標籤。
2. 使用時，滾塗於寶寶的肚子、背部和胸口，輕輕按摩讓皮膚吸收。

鎮靜腸絞痛含鎂噴霧

製作120mL → 所有年齡適用 → 外用

120mL 薰衣草或羅馬洋甘菊純露
188g 鎂片*

* 譯註：市售鎂片主成分為六水合氯化鎂（magnesium chloride hexahydrate），有些含有額外的添加物如硬脂酸和二氧化矽。為了能完全溶解於純露中，作者使用的應為無添加物的純鎂片。

1. 以不含鋁的鍋子將純露煮沸。
2. 移離熱源後加入鎂片，攪拌至完全溶解。
3. 倒入120mL 容量的噴瓶中。未使用時將噴霧儲存在陰涼、避光處。
4. 噴灑在嬰兒肚子上，並輕輕按摩讓皮膚吸收。

| 操作提示 |

這瓶噴霧不僅善於安撫腸絞痛中的寶寶，也能緩解生長痛，並哄睡學步中的幼兒和孩童。我們的身體需要鎂才能運作，但是包含兒童在內，許多人的體內都缺乏這種礦物質。妳可以在孩子身上灑上噴霧後按摩至皮膚吸收，將這個動作納入睡前儀式的一部分。鎂片可在網路或保健食品門市購得。

鎮靜腸絞痛寶寶浴

製作1份 → 所有年齡適用 → 外用

400g 瀉鹽
240mL 洋甘菊純露

1. 將兩種成分倒入注水中的浴缸。

| 加分成分 |

洋甘菊是天然的助消化劑，能夠協助鎮定並緩解寶寶的腸絞痛。取 1/2 杯藥草裝入一只濾茶袋或乾淨的舊襪子，開口封緊後丟進浴缸中。

鼻塞

造成鼻腔或鼻竇阻塞的原因有很多，包含感冒、流感或過敏。而真正導致鼻子堵塞的元凶並非鼻腔通道中過多的黏液，而是鼻腔壁內發炎的血管。鼻塞時，記得保持鼻腔濕潤，乾燥的鼻腔壁會刺激黏膜，使鼻塞變得更嚴重。使用加濕器、蒸氣鹽和生理食鹽水鼻腔噴劑都能紓緩鼻塞並維持黏膜的濕潤。有助於緩解發炎並暢通呼吸道的精油包含真正薰衣草、沼澤茶樹、西伯利亞冷杉、絲柏、歐洲赤松、杜松漿果、檸檬尤加利、綠薄荷、乳香、雲杉、檸檬、雪松和茶樹。

清除鼻塞蒸氣鹽

製作1份 ⟶ 聞香

	3-6個月	6-24個月	2-6歲	6歲以上
海鹽	120g	120g	120g	120g
乳香精油	0滴	1滴	2滴	2滴
真正薰衣草精油	1滴	1滴	2滴	2滴
沼澤茶樹精油	1滴	1滴	2滴	2滴

1. 取一個小玻璃碗，混合海鹽與乳香、真正薰衣草和沼澤茶樹精油，再倒入大碗中。
2. 煮沸1到1.5公升的水，將沸水倒在芳香鹽上。
3. 針對6歲以上的孩子，可以用一條毛巾蓋住頭，然後請他們將臉移到碗的上方，讓毛巾像帳篷一樣把蒸氣包覆在內。請孩子閉上雙眼坐著，在蒸氣上方保持呼吸，每次吸入蒸氣的時間不超過10分鐘。
4. 針對嬰兒或6歲以下的孩子，可用毯子或床單做一個更大的帳篷，並與他們一起坐在熱水碗旁。

緩解鼻塞加濕複方

製作15mL ↘ 聞香

5mL 西伯利亞冷杉精油
3.75mL 檸檬精油
3.75mL 沼澤茶樹精油
2.5mL 絲柏精油

· 製作複方
將所有精油加入一個空的精油瓶（或任何有滴頭的深色玻璃瓶），並輕晃瓶身使其混合均勻。

· 擴香複方
將複方精油依建議滴數滴入加濕器*的水中，並以30分鐘為單位（運作30分鐘，關閉30分鐘），，
擴香於整個空間。

* 譯註：可以使用水氧機作為加濕器，詳見第139頁「祛痰加濕複方」之譯註。

0–6個月	6–24個月	2–6歲	6歲以上
2滴	4滴	6滴	8滴

抗阻塞嗅聞棒

製作1份 ↘ 聞香

	3–6個月	6–24個月	2–6歲	6歲以上
西伯利亞冷杉精油	5滴	5滴	10滴	10滴
乳香精油	0滴	2滴	5滴	5滴
沼澤茶樹精油	5滴	3滴	5滴	5滴

1. 混合所有精油於一個小玻璃碗中。
2. 以鑷子將芳香嗅聞棒的替芯（棉芯）夾入玻璃碗，來回滾動直到它將所有精油複方全部吸收。
3. 以鑷子將替芯移入嗅聞棒空管，蓋上管子並貼上配方標籤。
4. 當孩子受鼻塞困擾時，取出嗅聞棒讓他們吸嗅。

便祕

小小孩通常會因為某些理由而開始便祕——從飲食問題到如廁訓練造成的壓力都是可能原因。補充足夠水分並攝取大量的新鮮蔬果，能維持腸道的規律運作，而精油則可緩解伴隨著便祕而來的脹氣和疼痛感。有助於處理便祕的精油包括蒔蘿全株、洋甘菊、綠薄荷、薑、甜橙、檸檬、乳香、苦橙葉和芫荽。

肚肚按摩油 #1
製作 120mL ➙ 外用

	3–6個月	6–24個月	2–6歲	6歲以上
未精煉椰子油	120mL	120mL	120mL	120mL
蒔蘿全株精油	0滴	3滴	5滴	7滴
羅馬洋甘菊精油	2滴	5滴	10滴	15滴
甜橙精油	2滴	10滴	15滴	20滴

1. 取一個小鍋子低溫加熱，融化椰子油。
2. 完全融化後立即把鍋子移離熱源，加入蒔蘿全株、羅馬洋甘菊和甜橙精油，攪拌混合。
3. 倒入梅森罐，放入冰箱20分鐘使其硬化。未使用須儲存於陰涼、避光處。
4. 取少量塗抹在孩子腹部並按摩至吸收。

肚肚按摩油 #2

製作120mL ➤ 外用 ➤ 具光敏性

	3-6個月	6-24個月	2-6歲	6歲以上
未精煉椰子油	120mL	120mL	120mL	120mL
芫荽精油	0滴	5滴	10滴	15滴
檸檬精油	0滴	10滴	15滴	20滴
綠薄荷精油	0滴	5滴	10滴	15滴

1. 取一個小鍋子低溫加熱，融化椰子油。
2. 完全融化後立即把鍋子移離熱源，加入芫荽、檸檬和綠薄荷精油，攪拌混合。
3. 倒入梅森罐，放入冰箱20分鐘使其硬化。未使用須儲存於陰涼、避光處。
4. 取少量塗抹在孩子腹部並按摩至吸收。

| 安全提示 |
檸檬精油具光敏性，使用此配方後，應確保孩子外出至太陽下時肚子有（衣物）遮蔽。

咳嗽

咳嗽有兩種類型——乾咳與濕咳。乾咳發作時為痙攣式的劇咳，且／或伴隨著喉嚨搔癢，需要鎮定及紓緩；濕咳則持續有黏液和痰產生，需要排痰。同時使用胸腔按摩膏與擴香器能夠放鬆、緩和呼吸，使孩子得以休息（3個月以下的寶寶建議單純擴香即可）。消炎和祛痰精油包含真正薰衣草、沼澤茶樹、西伯利亞冷杉、茶樹、玫瑰草、絲柏、歐洲赤松、甜馬鬱蘭、洋甘菊、綠薄荷、乳香、苦橙葉、雲杉、檀香和薑，能降低刺激感、止咳並暢通呼吸道。

止咳擴香複方

製作15mL ↘ 聞香

5mL 西伯利亞冷杉精油
5mL 沼澤茶樹精油
2.5mL 真正薰衣草精油
2.5mL 苦橙葉精油

・製作複方
將所有精油加入一個空的精油瓶（或任何有滴頭的深色玻璃瓶），並輕晃瓶身使其混合均勻。

・擴香複方
將複方精油依建議滴數加入擴香器中，並以30分鐘為單位（運作30分鐘，關閉30分鐘），擴香於整個空間。

0–6個月	6–24個月	2–6歲	6歲以上
2滴	4滴	6滴	8滴

寶寶乾咳用胸腔按摩膏

製作120mL ↘ 外用

	3–6個月	6–24個月	2–6歲	6歲以上
未精煉椰子油	120mL	120mL	120mL	120mL
西伯利亞冷杉精油	2滴	10滴	16滴	20滴
真正薰衣草精油	2滴	4滴	10滴	15滴
甜馬鬱蘭精油	0滴	4滴	10滴	15滴

1. 取一個小鍋子低溫加熱，融化椰子油。
2. 完全融化後將鍋子移離熱源，加入西伯利亞冷杉、真正薰衣草和甜馬鬱蘭精油。
3. 倒入容量120mL的梅森罐，放進冰箱20分鐘使其硬化。
4. 塗抹按摩於寶寶的胸口、背部和腳底，並穿上襪子包覆雙腳。將按摩膏儲存於陰涼、避光處。

| 安全提示 |
不可將按摩膏塗抹在孩子臉上或鼻子下方。

寶寶祛痰用胸腔按摩膏

製作120mL ≫ 外用

	3-6個月	6-24個月	2-6歲	6歲以上
未精煉椰子油	120mL	120mL	120mL	120mL
真正薰衣草精油	2滴	4滴	10滴	15滴
沼澤茶樹精油	2滴	10滴	15滴	20滴
茶樹精油	0滴	4滴	10滴	15滴

1. 取一個小鍋子低溫加熱，融化椰子油。
2. 完全融化後將鍋子移離熱源，加入真正薰衣草、沼澤茶樹和茶樹精油。
3. 倒入容量120mL的梅森罐，放進冰箱20分鐘使其硬化。
4. 塗抹按摩於寶寶的胸口、背部和腳底，並穿上襪子包覆雙腳。將按摩膏儲存於陰涼、避光處。

| 操作提示 |
對於1歲以上的孩子而言，5mL未過濾的生蜂蜜是很棒的喉嚨紓緩和祛痰劑（絕不要讓1歲以下的嬰兒食用蜂蜜）。

乳痂

過度活躍的皮脂腺使寶寶的頭皮、眉毛和耳後出現殼狀或油性鱗片狀的皮屑，這正是新生兒身上常見的乳痂。乳痂並不會讓寶寶疼痛，且可以用天然配方簡單移除。精油不能塗抹在未滿3個月的寶寶身上，所以純露是較好的替代方案，另一個也很有效的做法，則是在所有受影響的皮膚上塗抹椰子油，並輕柔刷去乳痂。

乳痂頭部清潔噴霧
製作120mL ↘ 所有年齡適用

90mL 薰衣草純露
15mL 蘆薈膠
15mL 蔬菜甘油

1. 將所有成分加入120mL 容量的噴瓶中，輕晃瓶身使其混合。
2. 使用時，噴灑在寶寶頭皮上，並以溫和的嬰兒專用刷梳過，輕輕拍乾頭皮後塗抹椰子油或下面的「薰衣草－椰子乳痂調理霜」。

薰衣草－椰子乳痂調理霜
製作約120mL ↘ 所有年齡適用

60mL 未精煉椰子油　　　15g 蜂蠟片
2大匙薰衣草花苞　　　　15mL 大麻籽油
27g 未精煉乳油木果脂

1. 在一個低溫加熱的小鍋子中混合椰子油與薰衣草花苞，浸泡1至3小時後過濾。
2. 同個小鍋子維持低溫加熱，倒入過濾後的薰衣草－椰子浸泡油、乳油木果脂、蜂蠟和大麻籽油，完全融化後移離熱源。
3. 倒入梅森罐，放入冰箱20分鐘使其硬化。
4. 將調理霜塗抹於寶寶的頭皮上（尤其在妳幫寶寶洗頭後），每天至少一次直到乳痂消失為止。未使用時，剩餘的調理霜須儲存於陰涼、避光處。

哮吼

哮吼是一種好發於幼童的呼吸系統症狀，通常肇因於病毒感染呼吸道，特徵是出現如狗吠般的咳嗽聲。哮吼在嬰兒或幼童身上最為常見，可以用抗病毒的精油協助暢通呼吸道和消炎，包含了真正薰衣草、洋甘菊、甜馬鬱蘭、茶樹、薑、黑胡椒、沼澤茶樹、西伯利亞冷杉、絲柏、檸檬、乳香、雲杉、雪松、玫瑰草、歐洲赤松和檀香。但如果妳的孩子出現呼吸困難或呼吸阻塞的情況，則應該立即就醫治療。

哮吼擴香複方

製作約 15 mL → 聞香 → 具光敏性

5 mL 甜馬鬱蘭精油
3.75 mL 西伯利亞冷杉精油
3.75 mL 檸檬精油
2.5 mL 茶樹精油

· 製作複方
將所有精油加入一個空的精油瓶（或任何有滴頭的深色玻璃瓶），並輕晃瓶身使其混合均勻。

· 擴香複方
將複方精油依建議滴數加入擴香器中，並以 30 分鐘為單位（運作 30 分鐘，關閉 30 分鐘），擴香於整個空間。

0–6個月	6–24個月	2–6歲	6歲以上
2滴	4滴	6滴	8滴

| 操作提示 |
這份複方精油可稀釋於椰子油中作為胸腔按摩膏使用，或者甚至可以滴入妳臥房的加濕器。配方中含有具光敏性的檸檬精油，故外用前別忘了先稀釋，且陽光下使用須格外小心。

驅除哮吼胸腔按摩膏

製作120mL ⇘ 外用 ⇘ 聞香

	3–6個月	6–24個月	2–6歲	6歲以上
未精煉椰子油	120mL	120mL	120mL	120mL
絲柏精油	0滴	5滴	10滴	15滴
羅馬洋甘菊精油	2滴	5滴	10滴	15滴
沼澤茶樹精油	2滴	10滴	15滴	20滴

1. 取一個小鍋子低溫加熱，融化椰子油。
2. 完全融化後將鍋子移離熱源，加入絲柏、羅馬洋甘菊和沼澤茶樹精油，攪拌混合。
3. 倒入梅森罐，放入冰箱20分鐘使其硬化。
4. 塗抹於寶寶的胸口、背部、脖子和腳底，並穿上襪子包覆雙腳。將未使用的按摩膏儲存於陰涼、避光處。

割傷和擦傷

跌跌撞撞、東磕西碰都是正常童年的一部分，但不代表必須留下受感染的傷口或疤痕。多數精油具有一定程度抗菌或消毒特質，是製作「小傷口消毒痊癒軟膏」或「小傷口抗菌清潔噴霧」（第160-161頁）的完美成分。抗菌及治療皮膚的精油如真正薰衣草、洋甘菊、茶樹、天竺葵、橙花、乳香、玫瑰草、玫瑰、永久花、檀香、摩洛哥藍艾菊、雪松、西伯利亞冷杉、絲柏和甜橙，對於小型傷口的痊癒、止痛和預防感染十分有效。

小傷口抗菌清潔噴霧

製作約120mL ✎ 外用

	3–6個月	6–24個月	2–6歲	6歲以上
金縷梅萃取液	30mL	30mL	30mL	30mL
蘆薈膠	15ml	15ml	15ml	15ml
蔬菜甘油	5mL	5mL	5mL	5mL
德國洋甘菊精油	0滴	2滴	4滴	6滴
真正薰衣草精油	4滴	4滴	6滴	10滴
茶樹精油	0滴	4滴	6滴	10滴
蒸餾水	填滿	填滿	填滿	填滿

1. 將金縷梅萃取液、蘆薈膠和蔬菜甘油與德國洋甘菊、真正薰衣草和茶樹精油加入120mL容量的噴瓶中，輕晃瓶身使其混合均勻。
2. 裝入足量蒸餾水填滿瓶身。
3. 噴灑於各種小型傷口上，以乾淨紙巾或毛巾輕輕拍乾，塗抹小傷口消毒痊癒軟膏（第161頁）。將未使用的噴霧儲存於陰涼、避光處。

│ 替代成分 │

為了加強治療皮膚和疤痕的效果，可用金盞花或洋甘菊純露取代這份處方中的蒸餾水。洋甘菊和金盞花兩者減緩發炎、促進組織新生和治療傷口的特質十分知名。

小傷口消毒痊癒軟膏

製作約120mL → 外用 → 具光敏性

	3–6個月	6–24個月	2–6歲	6歲以上
未精煉椰子油	60mL	60mL	60mL	60mL
蜂蠟片	30g	30g	30g	30g
未精煉乳油木果脂	27g	27g	27g	27g
真正薰衣草精油	4滴	8滴	15滴	20滴
檸檬精油	0滴	4滴	10滴	15滴
茶樹精油	0滴	8滴	15滴	20滴

1. 取一個小鍋子低溫加熱，混合椰子油、蜂蠟和乳油木果脂。
2. 完全融化後將鍋子移離熱源，並加入真正薰衣草、檸檬和茶樹精油。
3. 倒入梅森罐，放入冰箱20分鐘使其硬化。
4. 每當有需要時，可將軟膏塗抹在乾淨的小型傷口上。將未使用的軟膏儲存於陰涼、避光處。

| 加分成分 |
金盞花和車前草是消炎及治療肌膚的知名藥草，取共2大匙的藥草與椰子油低溫加熱浸泡2小時，過濾後以浸泡油繼續完成上述配方。

| 安全提示 |
檸檬精油具有光敏性，故應確保任何塗抹這份配方的傷口都不會暴露於陽光下。一般而言，避免小擦傷照射陽光也能減少疤痕生成。

頭皮屑

孩子產生頭皮屑——即死亡的皮膚組織以薄片狀剝落後出現在頭皮、頭髮或肩膀上——的原因有很多，包含肌膚乾燥、使用太多洗髮精、化學物質過敏、濕疹、乾癬，甚至是真菌感染。抗真菌和治療皮膚的精油如真正薰衣草、茶樹、玫瑰草、甜橙、檸檬、雪松、西伯利亞冷杉、沼澤茶樹、洋甘菊、廣藿香、錫蘭肉桂葉、快樂鼠尾草、佛手柑、葡萄柚、甌柑、檀香、天竺葵、苦橙葉和芫荽，都有助於減少頭皮屑並紓緩頭皮。

抗屑洗髮精添加複方

製作 15mL ➢ 外用

5 mL 甜橙精油
5 mL 玫瑰草精油
5 mL 茶樹精油

1. 將所有精油加入一個空的精油瓶（或任何有滴頭的深色玻璃瓶），並輕晃瓶身使其混合均勻。別忘了為配方貼上標籤。
2. 依照建議滴數將精油加入 240mL 的洗髮精*中。

*譯註：建議使用無香洗髮精，以避免氣味混雜或刺激性成分的總濃度過高，並確保使用前精油已與洗髮精均勻混合。

3–6 個月	6–24 個月	2–6 歲	6 歲以上
0 滴 （參考替代成分）	10 滴	15 滴	20 滴

| 替代成分 |
針對年齡 3-6 個月的寶寶，使用 5 滴真正薰衣草精油於 240mL 的洗髮精中。

抗屑調理噴霧

製作約240mL → 外用

	3–6個月	6–24個月	2–6歲	6歲以上
蒸餾水	120mL	120mL	120mL	120mL
藥蜀葵根	1/4杯	1/4杯	1/4杯	1/4杯
未濾過的蘋果生醋	15mL	15mL	15mL	15mL
蘆薈膠	45mL	45mL	45mL	45mL
真正薰衣草精油	2滴	5滴	10滴	15滴
檸檬精油	0滴	3滴	5滴	7滴
過濾水	填滿	填滿	填滿	填滿

1. 將蒸餾水倒入小碗中並加入藥蜀葵根，於室溫下浸泡過夜，再以細篩網過濾。
2. 將藥蜀葵根茶、蘋果生醋、蘆薈膠與真正薰衣草和檸檬精油，加入容量240mL的噴瓶中，輕晃瓶身使其均勻混合。
3. 加入足量過濾水填滿瓶身。
4. 使用前先搖晃均勻，噴灑在頭皮和頭髮上，再以梳子梳開。未使用的噴霧須存放於冰箱中。

| 替代成分 |
薰衣草本身具有抗真菌特質，且善於處理大部分的肌膚症狀，薰衣草純露會是取代這份配方中過濾水的極好選擇。

尿布疹

尿布疹的起因可能是對各類化學物質的過敏反應，例如尿布、濕紙巾或塗抹在寶寶屁股上的乳液；也可能是真菌感染、濕疹或乾癬導致。抗菌、抗真菌和治療肌膚的精油如真正薰衣草、洋甘菊、茶樹、沼澤茶樹、玫瑰草、檸檬、甜橙、乳香、天竺葵、橙花、苦橙葉和摩洛哥藍艾菊，都有助於緩解疼痛和治療尿布疹。

寶寶屁屁膏
製作約120mL → 外用

	3–6個月	6–24個月	2–6歲	6歲以上
未精煉椰子油	60mL	60mL	60mL	60mL
蜂蠟片	30g	30g	30g	30g
未精煉乳油木果脂	27g	27g	27g	27g
德國洋甘菊精油	2滴	10滴	15滴	20滴
真正薰衣草精油	2滴	10滴	15滴	20滴

1. 取一個小鍋子低溫加熱，融化椰子油、蜂蠟和乳油木果脂。
2. 完全融化後將鍋子移離熱源，加入真正薰衣草和德國洋甘菊精油。
3. 倒入梅森罐，放入冰箱20分鐘使其硬化。
4. 每當有需要時，將屁屁膏塗抹在皮膚搔癢處和疹子上。將未使用的軟膏儲存於陰涼、避光處。

| 安全提示 |
對於未滿3個月的寶寶，這份軟膏可以採用不添加精油的做法。試著先將椰子油與2大匙的薰衣草花苞或金盞花花瓣浸泡2小時，再應用於上述處方中。

屁屁抗菌清潔噴霧

製作約120mL ⤳ 外用

	3–6個月	6–24個月	2–6歲	6歲以上
金縷梅萃取液	30mL	30mL	30mL	30mL
蘆薈膠	15mL	15mL	15mL	15mL
蔬菜甘油	5mL	5mL	5mL	5mL
摩洛哥藍艾菊精油	1滴	2滴	3滴	4滴
真正薰衣草精油	2滴	5滴	7滴	10滴
過濾水	填滿	填滿	填滿	填滿

1. 將金縷梅萃取液、蘆薈膠和蔬菜甘油與摩洛哥藍艾菊和真正薰衣草加入容量120mL的噴瓶中，輕晃瓶身使其混合均勻。
2. 裝入足量過濾水填滿瓶身。
3. 使用時噴灑於寶寶屁股上，再以乾淨的紙巾或毛巾輕輕拍乾，塗抹寶寶屁屁膏（第164頁）。將未使用的噴霧儲存於陰涼、避光處。

| 替代成分 |

為了加強治療皮膚和疤痕的效果，可用金盞花或洋甘菊純露取代這份處方中的蒸餾水。洋甘菊和金盞花兩者減緩發炎、促進組織新生和治療傷口的特質十分知名。

寶寶舒緩擦拭巾

製作24張 ↝ 外用

	3–6個月	6–24個月	2–6歲	6歲以上
未精煉椰子油	15mL	15mL	15mL	15mL
真正薰衣草精油	5滴	5滴	10滴	10滴
茶樹精油	5滴	5滴	10滴	10滴
過濾水	120mL	120mL	120mL	120mL
蘆薈膠	15mL	15mL	15mL	15mL

1. 取一個小鍋子低溫加熱融化椰子油。移離熱源後,加入真正薰衣草和茶樹精油攪拌混合。
2. 取12張紙巾對半裁切,疊好放入有蓋的玻璃容器中。將過濾水和蘆薈膠拌入混合後的椰子油內,倒在整疊紙巾上,紙巾必須吸附所有的液體。
3. 為做好的擦拭巾蓋上蓋子。不使用時須冷藏,最多可保存1個月。

| 安全提示 |
給未滿3個月的寶寶使用時,須刪去這份配方中的精油成分,改以薰衣草或洋甘菊純露替代過濾水製作擦拭巾。

腹瀉

腹瀉或解出水狀稀糞可能來自若干原因,包含感冒、流感、耳道感染、細菌性或病毒性腸胃感染、壓力甚或是對特定的食物或藥物產生過敏反應。當孩子正在腹瀉時,維持水分補充非常重要,而幫助消化和抗病毒的精油如真正薰衣草、洋甘菊、綠薄荷、薑、檸檬、甜橙、苦橙葉和蒔蘿全株,都有助於減輕壓力、鎮定並緩解孩子不舒服的腸胃。

釋壓肚肚舒緩膏

製作30mL ⟩ 外用

	3–6個月	6–24個月	2–6歲	6歲以上
未精煉椰子油	30mL	30mL	30mL	30mL
真正薰衣草精油	0滴	1滴	3滴	5滴
羅馬洋甘菊精油	1滴	2滴	4滴	6滴
甌柑精油	0滴	1滴	2滴	2滴

1. 取一個小鍋子低溫加熱，融化椰子油。
2. 完全融化後將鍋子移離熱源，加入真正薰衣草、羅馬洋甘菊和甌柑精油，攪拌混合。
3. 倒入梅森罐，放入冰箱20分鐘使其硬化。
4. 取少量塗抹在寶寶肚子上，並輕輕按摩至吸收。將未使用的舒緩膏儲存於陰涼、避光處。

補充電解質薄荷檸檬飲

製作約1L ⟩ 所有年齡適用

720mL 過濾水　　　　　調味用楓糖漿
240mL 胡椒薄荷純露　　1/4茶匙（約2.5g）海鹽
120mL 鮮榨檸檬汁

1. 將所有成分倒入冷水壺中混合，直到鹽和糖漿完全溶解。
2. 孩子腹瀉期間，讓他以這份飲品補充水分，未飲用完的部分應冷藏保存。

| 加分成分 |
美國各地的醫院廣泛使用活性碳處理食物、藥物和化學中毒，若在誤食有毒物質後立即服用，活性碳便能吸附並中和之。若妳懷疑腹瀉的原因為食物中毒，可將 2.5mL 的活性碳拌入檸檬飲中，活性碳會讓整份飲品轉為黑色，但並不影響風味。然而，若妳懷疑孩子可能誤食了危險的化學成分，例如家用清潔劑、有毒植物或藥物，請立即撥打 119。

抗病毒肚肚舒緩膏

製作30mL → 外用

	3-6個月	6-24個月	2-6歲	6歲以上
未精煉椰子油	30mL	30mL	30mL	30mL
薑精油	0滴	0滴	3滴	6滴
真正薰衣草精油	1滴	3滴	3滴	6滴
苦橙葉精油	0滴	2滴	3滴	6滴

1. 取一個小鍋子低溫加熱，融化椰子油。
2. 完全融化後將鍋子移離熱源，加入薑、真正薰衣草和苦橙葉精油，攪拌混合。
3. 倒入梅森罐，放入冰箱20分鐘使其硬化。
4. 取少量塗抹在寶寶肚子上，並輕輕按摩至吸收。將未使用的舒緩膏儲存於陰涼、避光處。

皮膚乾燥

導致皮膚乾燥的原因很多，從天氣、曬傷和肥皂過度使用，到濕疹、乾癬和真菌感染等都有可能。在淋浴或泡澡後立即使用合適的身體霜或者其他形式的保濕產品，能幫助皮膚重新充滿水分。沐浴後，以拍乾的方式取代擦乾，接著塗上妳最愛的保濕品。基底油如大麻籽油和椰子油、植物脂肪如雪亞脂和芒果脂，都能療癒、滋養並軟化肌膚。治癒肌膚的精油包含真正薰衣草、洋甘菊、甜橙、橙花、天竺葵、沼澤茶樹、乳香、廣藿香、苦橙葉、玫瑰草、永久花、檀香、芫荽、佛手柑、葡萄柚、檸檬、雪松、摩洛哥藍艾菊、胡蘿蔔籽和玫瑰。

極致潤澤身體霜

製作約120mL → 外用

	3–6個月	6–24個月	2–6歲	6歲以上
未精煉乳油木果脂	54g	54g	54g	54g
未精煉椰子油	30mL	30mL	30mL	30mL
大麻籽油	30mL	30mL	30mL	30mL
真正薰衣草精油	2滴	10滴	15滴	20滴
甜橙精油	2滴	10滴	15滴	20滴

1. 取一個雙層鍋或金屬碗在平底鍋內隔水加熱，融化椰子油和乳油木果脂。
2. 完全融化後移離熱源，加入大麻籽油及真正薰衣草和甜橙精油。
3. 如要製作簡易版的膏狀身體霜，可將融化後的混合物倒入馬口鐵盒或廣口瓶，直接放入冰箱20分鐘使其硬化。若想製作打發版的奶油狀身體霜，可將金屬碗浸入冰浴中，待大部分油脂硬化、僅餘少許液體積聚在頂部時，以手持攪拌器攪拌至身體霜呈輕質蓬鬆感。隨著成分完全冷卻，隔日的質地會變得較為濃稠。將未使用的身體霜儲存於陰涼、避光處。

滋養身體油

製作約120mL → 外用

	3–6個月	6–24個月	2–6歲	6歲以上
未精煉椰子油	45 mL	45 mL	45 mL	45 mL
大麻籽油	60 ml	60 ml	60 mL	60 mL
摩洛哥堅果油	15 mL	15 mL	15 mL	15 mL
橙花精油	2滴	5滴	10滴	15滴
甜橙精油	2滴	5滴	10滴	15滴

1. 取一個小鍋子低溫加熱，融化椰子油。
2. 完全融化後將鍋子移離熱源，加入大麻籽油、摩洛哥堅果油、橙花和甜橙精油，攪拌混合。
3. 倒入梅森罐，並將未使用的身體油儲存於陰涼、避光處。

耳痛和耳道感染

耳道感染的徵兆一出現，就必須使用抗生素處理——這是一個常見的迷思。多數耳道感染為病毒性而非細菌性，這導致抗生素處方的效果不佳。甚至疾病管制與預防中心也提出結論：「多數耳道感染即便不用抗生素治療，通常也能自行好轉。」且其他研究顯示，在非必要的情況下使用抗生素可能有害。部分精油如真正薰衣草、洋甘菊、沼澤茶樹、玫瑰草、茶樹、甜馬鬱蘭和乳香，能夠協助降低耳道感染引起的發炎反應並紓緩疼痛，在妳的身體與病毒對戰時給予支援。

大蒜耳道舒緩油
製作120mL → 外用

	3–6個月	6–24個月	2–6歲	6歲以上
新鮮大蒜（切碎）	3瓣	3瓣	3瓣	3瓣
初榨橄欖油	120mL	120mL	120mL	120mL
真正薰衣草精油	2滴	3滴	6滴	9滴
玫瑰草精油	0滴	1滴	3滴	3滴
沼澤茶樹精油	0滴	1滴	3滴	3滴

1. 取一個小鍋子低溫加熱，混合橄欖油與切碎的蒜末，將蒜末浸於油中低溫加熱1至3小時。
2. 鍋子移離熱源，以細篩網或紗布過濾，流出的橄欖油收集於玻璃碗中，務必注意不讓任何蒜末殘留在浸泡油裡。
3. 加入真正薰衣草、玫瑰草和沼澤茶樹精油，輕輕搖晃混合均勻，儲存於深色玻璃滴管瓶。
4. 使用前，可採取下列任一方式溫熱配方：瓶身放入一碗熱水中浸泡3到5分鐘；以雙手搓揉瓶身至溫熱；先以熱水沖洗滴管外側，然後在吸取油脂前快速擦乾。請在前臂先測試油溫，就像妳為寶寶加熱牛奶或洗熱水澡前會做的一樣。使用時，每4小時在兩側耳朵分別滴入2至3滴溫熱的耳道舒緩油，永遠都要同時處理兩邊耳朵，因為耳道感染可能從一側耳朵傳至另一側。

| 安全提示 |

這個配方對於外耳炎及其他因耳道進水而產生的感染無效——實際上，使用這個配方可能使上述感染狀況變得更糟。耳膜穿孔者不能使用此配方，這類患者不能將任何東西倒入耳朵內。想了解孩子的耳朵裡到底發生什麼事，妳可以準備一支 Dr. Mom 的耳鏡（網址：DrMomOtoscope.com）在醫藥箱中。

耳朵頸側按摩油

製作60mL → 外用

	3–6個月	6–24個月	2–6歲	6歲以上
未精煉椰子油	60mL	60mL	60mL	60mL
德國洋甘菊精油	1滴	1滴	2滴	4滴
真正薰衣草精油	2滴	4滴	6滴	8滴
沼澤茶樹精油	1滴	2滴	4滴	6滴

1. 取一個小鍋子低溫加熱，融化椰子油。
2. 完全融化後立即把鍋子移離熱源，加入德國洋甘菊、真正薰衣草和沼澤茶樹精油，攪拌混合。
3. 倒入梅森罐，放入冰箱20分鐘使其硬化。未使用須儲存於陰涼、避光處。
4. 使用時，取少量塗抹於耳朵周圍和頸部，按摩至吸收。

濕疹和乾癬（銀屑病）

多數濕疹的發作，食物過敏或敏感都須負部分責任；當然，對藥物或身體護理產品的敏感也可能是原因之一。在許多人的案例中，大量攝取含有 Omega-3 脂肪酸的食物、發酵食物*和優良脂肪含量高的食物（酪梨、椰子等）是濕疹能夠完全痊癒的關鍵。濕疹和乾癬以精油治療後反應良好，消炎和治療肌膚的精油，包含真正薰衣草、橙花、玫瑰草、洋甘菊、摩洛哥藍艾菊、雪松、天竺葵、芫荽、乳香、茶樹、沼澤茶樹、檀香、廣藿香和永久花，都有助於減輕發炎、促進細胞再生，並緩解和改善發作中的濕疹和乾癬。

*譯註：發酵食物常含有高量組織胺，急性發作期應避免攝取，可於平日保養食用。

肌膚舒緩軟膏
製作約120mL ↘ 外用

	3–6個月	6–24個月	2–6歲	6歲以上
未精煉椰子油	60mL	60mL	60mL	60mL
蜂蠟片	30g	30g	30g	30g
未精煉乳油木果脂	27g	27g	27g	27g
大西洋雪松精油	0滴	5滴	10滴	15滴
真正薰衣草精油	4滴	10滴	15滴	20滴
玫瑰草精油	0滴	5滴	10滴	15滴

1. 取一個小鍋子低溫加熱，混合椰子油、蜂蠟和乳油木果脂。
2. 完全融化後將鍋子移離熱源，並加入大西洋雪松、真正薰衣草和玫瑰草精油。
3. 倒入梅森罐，放入冰箱20分鐘使其硬化。未使用須儲存於陰涼、避光處。
4. 每當過敏發作時可塗抹軟膏。

| 加分成分 |
金盞花治療肌膚和消炎的特質十分知名，能使這份軟膏的效果更加出色。取2大匙金盞花與椰子油低溫加熱浸泡2小時，過濾後以浸泡油繼續完成上述配方。

肌膚舒緩無皂藥草沐浴露

製作約240mL ↘ 所有年齡適用 ↘ 外用

180mL 薰衣草或洋甘菊純露　　　30mL 蘆薈膠
3-4顆無患子果實（soap nuts）　　30mL 金縷梅萃取液
1 大匙藥蜀葵根

1. 將純露、無患子果實和藥蜀葵根置於小鍋內，中火加熱。
2. 鍋內混合物煮沸後，降溫以小火慢熬20分鐘。
3. 移離熱源並持續浸泡，直到內容物冷卻至室溫。
4. 冷卻後，以細篩網或紗布濾除藥草。
5. 在藥草浸泡液中拌入蘆薈膠和金縷梅萃取液。冷藏後最多可保存1週。

| 操作提示 |

無患子果實生長於無患子樹（無患子屬，*genus Spindus*）上，和荔枝為同家族成員，內含的皂素是一種天然界面活性劑。無患子樹在世界各地都能發現，包括美國和亞洲，幾世紀以來一直應用於清洗衣物、頭髮和身體。相較於各種充滿有毒化學物質的清潔劑，無患子果實是友善環境的極佳選擇。無患子果實也和含有人工起泡劑的商業化肥皂不同，清潔時並不會大量產生泡沫。妳可以上網購買無患子果實，但我個人信任的供應商是 Mountain Rose Herbs（MountainRoseHerbs.com）。

發燒

孩子發燒時必須立即降溫是一種常見的迷思——發燒有其意義，它是身體對抗感染所產生的自然反應。倘若4個月以下的嬰兒肛門體溫達到或超過38℃，就須聯繫醫師或盡速前往急診室，因為高燒可能是足以威脅生命的嚴重感染徵兆。而若兒童發燒超過40℃，也須立即至急診就醫，高燒可能導致幼兒的癲癇發作。降溫、抗病毒且支持免疫系統的精油如真正薰衣草、洋甘菊、綠薄荷、沼澤茶樹、西伯利亞冷杉、絲柏、檸檬、甜橙、橙花、苦橙葉、玫瑰草、茶樹、葡萄柚、芫荽和甜馬鬱蘭，能協助妳的孩子在發燒的自然進程結束前感覺舒服一些，並且減輕相關症狀。

降溫退燒敷布

製作1份 ≫ 外用

	3~6個月	6~24個月	2~6歲	6歲以上
胡椒薄荷茶（包）	1包或1大匙	1包或1大匙	1包或1大匙	1包或1大匙
真正薰衣草精油	2滴	2滴	2滴	2滴
檸檬精油	0滴	1滴	1滴	2滴
綠薄荷精油	0滴	0滴	2滴	2滴
蘆薈膠	15mL	15mL	15mL	15mL
未濾過的蘋果生醋	60mL	60mL	60mL	60mL
沸水	480mL	480mL	480mL	480mL

1. 將胡椒薄荷茶包與約480mL沸水混合，浸泡15至20分鐘。
2. 分次加入1到2杯冰塊攪拌，直到冰塊溶解、水溫冷卻但不冰涼為止。
3. 取另一個小碗混合精油與蘆薈膠，攪拌均勻。
4. 將拌勻的蘆薈膠和蘋果生醋倒入冷卻後的胡椒薄荷茶，攪拌均勻。
5. 使用時，將毛巾浸入混合液擰壓打濕，敷於額頭和雙腿以協助身體散熱。

退燒浴鹽

製作1份 ⟿ 外用

	3–6個月	6–24個月	2–6歲	6歲以上
芫荽精油	0滴	1滴	2滴	2滴
真正薰衣草精油	1滴	1滴	2滴	2滴
羅馬洋甘菊精油	1滴	1滴	2滴	2滴
蘆薈膠	30mL	30mL	30mL	30mL
瀉鹽	400g	400g	400g	400g
未濾過的蘋果生醋	240mL	240mL	240mL	240mL

1. 取一個小碗，攪拌混合芫荽、真正薰衣草和羅馬洋甘菊精油與蘆薈膠。
2. 以中碗盛裝瀉鹽和蘋果醋，拌入混合後的蘆薈膠。
3. 為浴缸注入泡澡水的同時，倒入上述浴鹽配方，並讓孩子在浴缸內至少浸泡20分鐘。

殺菌和促進免疫

當孩子感冒了，妳最不希望發生的就是其他家族成員也被傳染。多數精油具有特定的抗菌、抗病毒和／或消毒特質，很適合用於空氣和物體表面的殺菌，並促進免疫系統對抗任何潛在感染威脅。真正薰衣草、茶樹、檸檬、甜橙、葡萄柚、甌柑、橘、甜馬鬱蘭、洋甘菊、玫瑰草、西伯利亞冷杉、絲柏、乳香、天竺葵、芫荽、佛手柑、雪松、永久花、沼澤茶樹、橙花、苦橙葉和檀香等精油，都能殺菌並激勵免疫系統。

淨化空氣擴香複方
製作 15 mL ↘ 聞香

5 mL 沼澤茶樹精油
3.75 mL 錫蘭肉桂葉精油
3.75 mL 真正薰衣草精油
2.5 mL 西伯利亞冷杉精油

· 製作複方
將所有精油加入一個空的精油瓶（或任何有滴頭的深色玻璃瓶），輕晃使其混合均勻。

· 擴香複方
將複方精油依建議滴數加入擴香器中，並以 30 分鐘為單位（運作 30 分鐘，關閉 30 分鐘），擴香於整個空間。

0–6個月	6–24個月	2–6歲	6歲以上
2滴	4滴	6滴	8滴

激勵免疫滾珠瓶

製作 10mL → 外用 → 聞香

	3-6個月	6-24個月	2-6歲	6歲以上
真正薰衣草精油	1滴	1滴	1滴	2滴
甜馬鬱蘭精油	0滴	0滴	1滴	2滴
沼澤茶樹精油	0滴	1滴	1滴	2滴
分餾椰子油	填滿	填滿	填滿	填滿

1. 將真正薰衣草、甜馬鬱蘭和沼澤茶樹精油滴入容量10mL的玻璃滾珠瓶。
2. 加入足量分餾椰子油填滿瓶身。關上滾珠頭和蓋子輕輕搖晃混合,別忘了為配方貼上標籤。
3. 每當有需要時,滾塗於孩子的後頸、胸口、手腕和腳底。

生長痛

雖然被稱為「生長痛」,但在孩子3到12歲期間、好發於手臂和腿部肌肉的這些疼痛,實際上並非快速成長引起。醫師們目前對疼痛的原因尚無定論,一般共識上認為這些疼痛更有可能來自於孩子們奔跑、玩耍、跳躍和進行其他耗盡精力的活動一整天後,身體缺乏礦物質和維生素所致。真正薰衣草、沼澤茶樹、洋甘菊、甜馬鬱蘭、絲柏、西伯利亞冷杉、薑黃、永久花、杜松漿果、檸檬、苦橙葉和芫荽等精油,都有助於減輕疼痛並放鬆肌肉,讓妳的孩子在晚上獲得更好的睡眠。

舒緩生長痛浴鹽 製作1份 → 外用

	2–6歲	6歲以上
真正薰衣草精油	2滴	2滴
羅馬洋甘菊精油	2滴	2滴
沼澤茶樹精油	2滴	2滴
液態橄欖皂	15mL	15mL
瀉鹽	400g	400g

1. 取一個小碗，攪拌混合真正薰衣草、羅馬洋甘菊和沼澤茶樹精油與液態皂。
2. 以中碗盛裝瀉鹽，拌入混合精油的皂液。
3. 為浴缸注入泡澡水的同時，倒入上述混合好的配方。

| 加分成分 |

薰衣草和洋甘菊等消炎類藥草，都能使這份浴鹽效果更佳。將兩種藥草各取 1/4 杯裝入一只濾茶袋或乾淨的舊襪子，開口封緊後丟進浴缸中。

舒緩生長痛按摩油 製作120mL → 外用

	3–6個月	6–24個月	2–6歲	6歲以上
基底油	120mL	120mL	120mL	120mL
真正薰衣草精油	0滴	0滴	10滴	15滴
甜馬鬱蘭精油	0滴	0滴	10滴	15滴
沼澤茶樹精油	0滴	0滴	15滴	20滴

1. 取一個小鍋子低溫加熱，融化基底油。
2. 完全融化後將鍋子移離熱源，加入精油。
3. 混合均勻後的基底油與精油裝入瓶子或罐子中。未使用時須儲存於陰涼、避光處。
4. 每當有需要時，將按摩油塗抹按摩於孩子的雙臂和雙腿。

| 加分成分 |
山金車花和聖約翰草是知名的消炎與止痛藥草。取 2 大匙的山金車花朵和 2 大匙的聖約翰草加入椰子油，低溫加熱浸泡 2 小時後濾除植材，以浸泡油繼續完成上述處方。

手足口症

手足口症由病毒感染引起，會導致寶寶的口腔、手掌和腳掌出現水疱。傳染力極強，孩子觸摸水疱後再碰觸家具、玩具或其他物品便有可能散播開來。通常症狀會持續10天左右，而使用精油和純露可縮短病毒發作時間並治癒水疱。可用的精油包含真正薰衣草、茶樹、天竺葵、芫荽、洋甘菊、橙花、沼澤茶樹、苦橙葉、甜橙、玫瑰草、廣藿香、檀香和永久花。

緩解水疱薄荷薰衣草漱口水
製作約240mL ↗ 所有年齡適用

120mL 胡椒薄荷純露
60mL 薰衣草純露
60mL 過濾水
15mL 未過濾的生蜂蜜 (使用對象為1歲以下嬰兒時，替換為楓糖漿或蔬菜甘油)

1. 取一個容量240mL 的罐子或容器混合所有成分，搖晃均勻，直到蜂蜜或楓糖漿完全溶解。
2. 給已經學會吐水的孩子使用時，讓他們以漱口水漱口後吐出；給嬰兒使用時，則可用棉花棒輕柔塗抹。將未使用的漱口水儲存於陰涼、避光處。

| 加分成分 |
百里香的抗病毒效果十分知名，尤其針對手口足症。若想應用於這份漱口水中，可以先在過濾水內加入 1 大匙的百里香，浸泡 2 小時後濾除植材再使用於配方中。

抗病毒治療軟膏

製作約120mL ↗ 外用

	3-6個月	6-24個月	2-6歲	6歲以上
未精煉椰子油	90mL	90mL	90mL	90mL
蜂蠟片	30g	30g	30g	30g
天竺葵精油	0滴	5滴	10滴	15滴
真正薰衣草精油	2滴	5滴	10滴	15滴
沼澤茶樹精油	2滴	10滴	15滴	20滴

1. 取一個小鍋子低溫加熱，融化椰子油和蜂蠟。
2. 完全融化後將鍋子移離熱源，並加入天竺葵、真正薰衣草和茶沼澤樹精油。
3. 倒入梅森罐，放入冰箱20分鐘使其硬化。
4. 每當有需要時，將軟膏塗抹於受感染的區域。將未使用的軟膏儲存於陰涼、避光處。

| 加分成分 |

金盞花和洋甘菊的消炎與抗病毒特質十分知名，可各取2大匙與椰子油低溫加熱浸泡2小時，過濾後以浸泡油繼續完成上述配方。

頭痛

頭痛經常是體內其他問題的癥兆，包含缺乏睡眠、水分或食物不足、低血糖、荷爾蒙變動、維生素缺乏、鎂缺乏、戒咖啡因和戒糖，甚至是對空氣中的人工香精敏感。雖然精油有助於緩解頭痛，但確認頭痛發生的原因並依此進行治療才是最好的做法。能夠幫助改善頭痛的精油包括真正薰衣草、綠薄荷、薑、洋甘菊、苦橙葉、沼澤茶樹、永久花、黑胡椒、摩洛哥藍艾菊、橙花、甜馬鬱蘭、西伯利亞冷杉、絲柏、杜松漿果和乳香。

緩解頭痛擴香複方

製作 15 mL → 聞香

5 mL 真正薰衣草精油
5 mL 沼澤茶樹精油
2.5 mL 永久花精油
2.5 mL 羅馬洋甘菊精油

· 製作複方

將所有精油加入一個空的精油瓶（或任何有滴頭的深色玻璃瓶），輕晃瓶身使其混合均勻。

· 擴香複方

將複方精油依建議滴數加入擴香器中，並以 30 分鐘為單位（運作 30 分鐘，關閉 30 分鐘），擴香於整個空間。

0–6 個月	6–24 個月	2–6 歲	6 歲以上
2 滴	4 滴	6 滴	8 滴

緩解頭痛按摩油

製作120mL ↘ 外用

	3~6個月	6~24個月	2~6歲	6歲以上
未精煉椰子油	120mL	120mL	120mL	120mL
真正薰衣草精油	0滴	5滴	10滴	15滴
沼澤茶樹精油	0滴	5滴	10滴	15滴
綠薄荷精油	0滴	10滴	15滴	20滴

1. 取一個小鍋子低溫加熱，融化椰子油。
2. 完全融化後將鍋子移離熱源，加入真正薰衣草、沼澤茶樹和綠薄荷精油，攪拌混合。
3. 倒入梅森罐，放入冰箱20分鐘使其硬化。
4. 取少量塗抹太陽穴、後頸、肩膀和額頭，輕柔按摩至吸收。剩餘按摩油須儲存於陰涼、避光處。

頭蝨

對很多媽媽而言，光是想到孩子可能感染頭蝨，就已經是她們身為家長最大的夢魘。不僅得想辦法殺死在每位家庭成員頭上的蟲子，還必須將牠們徹底從家裡驅逐——枕頭、絨毛玩具等許多物品，都可能是蝨子的藏匿之處。所幸精油善於除蟲，且不會對妳的孩子或環境造成傷害，因此妳得以避開使用有毒殺蟲劑。精油可加入妳平時使用的洗髮精或製成護髮噴霧，甚至也能用於地毯清潔粉。有助於擺脫頭蝨的精油包含真正薰衣草、茶樹、甜橙、雪松、玫瑰草、綠薄荷、沼澤茶樹、天竺葵和廣藿香。

除蝨洗髮精添加複方

製作15mL

5mL 甜橙精油   2.5mL 大西洋雪松精油
5mL 茶樹精油   2.5mL 玫瑰草精油

1. 將所有精油加入一個空的精油瓶（或任何有滴頭的深色玻璃瓶），並輕晃瓶身使其混合均勻。別忘了為配方貼上標籤。
2. 依照建議滴數將精油加入240mL的洗髮精中。

3-6個月	6-24個月	2-6歲	6歲以上
5滴	10滴	15滴	20滴

| 操作提示 |

這份複方純精油可用基底油稀釋，作為除去頭蝨的頭皮按摩油；甚至妳也可以稀釋在喜愛的護髮素中，進行深度調理及殺蟲。由於配方強烈，外用前別忘了先稀釋。

去蝨頭皮按摩油

製作120mL ↘ 外用

	3-6個月	6-24個月	2-6歲	6歲以上
未精煉椰子油	120mL	120mL	120mL	120mL
除蝨洗髮精添加複方（如上）	4滴	15滴	30滴	50滴

1. 取一個小鍋子低溫加熱，融化椰子油。
2. 完全融化後將鍋子移離熱源，依照建議滴數滴入複方純精油，攪拌混合。
3. 倒入梅森罐，放入冰箱20分鐘使其硬化。
4. 將按摩油塗抹在孩子的頭皮上，並戴上浴帽或用保鮮膜包覆。油脂於頭皮停留2小時後，取洗髮精清潔沖洗，再以蝨卵梳去除所有蟲卵和蝨子。將未使用的按摩油儲存於陰涼、避光處。

除蚤吸塵地毯粉

製作240mL ↘ 所有年齡適用

120mL 食品級矽藻土
120mL 小蘇打粉
30滴除蚤洗髮精添加複方(第184頁)

1. 取一個中碗混合矽藻土和小蘇打粉。
2. 滴入複方純精油,攪拌使精油均勻分散在粉末之中。
3. 使用時,撒於地毯上靜置過夜,再以吸塵器吸除,視情況需要可重複使用。

| 加分成分 |
有非常多的藥草善於驅蟲或殺蟲,試著在配方中加入 1/2 杯磨細的藥草粉末,例如薰衣草、胡椒薄荷、尤加利葉、檸檬香茅和迷迭香,它們都能強化地毯粉的效果。

| 操作提示 |
矽藻土粉末外觀似粉筆灰,由沉積上千年、已成為化石的矽藻組成,雖然使用於人類身上是安全的,但其物理特性卻能對昆蟲造成傷害。矽藻土不含任何毒素,微觀層次中的粗糙和多孔隙特性讓它擁有高度吸水力,可黏附於昆蟲身上並從外骨骼吸走重要的水分,進而使昆蟲脫水死亡。這個過程需要的時間可能是數小時或數天,視情況及昆蟲種類而定。

最棒的是,妳可以將這種無毒的粉末撒在花園內、植物旁甚至是妳廚房裡那些列隊前進的螞蟻上。只是要確定妳購買的是食品級矽藻土而非工業級,工業級的矽藻土可能造成呼吸道問題!妳可以在 www.DiatomaceousEarth.com 網站買到我愛用的牌子。

痱子和熱衰竭

當妳的孩子在炎熱戶外待了太長的時間、身體變得過熱，痱子和熱衰竭就有可能發生。發生熱衰竭時，首先應該讓孩子躺下，除去他們身上大多數的衣物，然後讓他們緩慢、小口的攝取水分。具有降溫作用的精油如綠薄荷、洋甘菊、沼澤茶樹、西伯利亞冷杉、摩洛哥藍艾菊、絲柏、杜松漿果、檸檬、佛手柑、快樂鼠尾草和玫瑰草，能協助孩子的身體在經歷熱衰竭時散熱。熱衰竭可能演變成中暑＊，如果懷疑孩子已經中暑，請立即尋求醫療協助。

＊譯註：熱衰竭（heat exhaustion）：輕微的熱危害，體溫通常正常或略低，常見症狀為頭暈、虛弱、噁心和大量出汗等；中暑（heatstroke）：過度暴露於高溫環境且無法散熱，以致體溫過高、心跳加劇、痙攣、頭痛甚至昏迷。

降溫冷卻敷布
製作1份 → 外用

	3–6個月	6–24個月	2–6歲	6歲以上
德國洋甘菊精油	2滴	2滴	2滴	4滴
綠薄荷精油	0滴	0滴	2滴	4滴
蘆薈膠	15mL	15mL	15mL	15mL
未濾過的蘋果生醋	60mL	60mL	60mL	60mL
水	960mL	960mL	960mL	960mL

1. 取一個小玻璃碗,將德國洋甘菊和綠薄荷精油與蘆薈膠攪拌混合後,倒入水盆中。
2. 於水盆內加入醋和冷水,攪拌均勻。
3. 使用時,將毛巾浸入配方裡並擰去多餘液體,貼敷於額頭和雙腿以協助身體散熱。

| 替代成分 |
胡椒薄荷茶具有知名的降溫效果,很適合取代配方中的冷水。將 1/2 杯的藥草加入 4 杯沸水中浸泡
15 至 20 分鐘,待其完全冷卻再取代冷水製作配方。

清涼薄荷噴霧
製作240mL ↗ 外用

	3–6個月	6–24個月	2–6歲	6歲以上
胡椒薄荷純露	210mL	210mL	210mL	210mL
蘆薈膠	15mL	15mL	15mL	15mL
未濾過的蘋果生醋	15mL	15mL	15mL	15mL
檸檬精油	0滴	10滴	10滴	10滴
綠薄荷精油	0滴	0滴	10滴	10滴

1. 將所有成分裝入240mL 容量的噴瓶中並搖晃混合。
2. 使用前先搖晃均勻,噴灑於孩子的後頸、胸口和腳底。

| 操作提示 |
我把這瓶噴霧保存於冰箱中以維持冰涼感,這麼做能讓噴霧的效果更好,且使用時感覺清新涼爽。

冷靜一下小黃瓜浴

製作1份 ↘ 外用

	3–6個月	6–24個月	2–6歲	6歲以上
小黃瓜	1根	1根	1根	1根
蘆薈膠	60mL	60mL	60mL	60mL
未濾過的蘋果生醋	60mL	60mL	60mL	60mL
玫瑰草精油	0滴	2滴	5滴	5滴
沼澤茶樹精油	2滴	2滴	2滴	3滴
海鹽	1杯	1杯	1杯	1杯

1. 將小黃瓜、蘆薈膠、蘋果生醋與玫瑰草和沼澤茶樹精油加入攪拌器中，攪拌至完全變成糊狀。
2. 為浴缸注入常溫冷水（非冰水）的同時，倒入小黃瓜糊和海鹽。若妳不希望小黃瓜漂浮在四周，可以改將混合物倒入細紗袋或濾茶袋中，並置於關水後的浴缸內以預防任何液體流失。
3. 讓孩子泡在小黃瓜浴中直到成功降溫。

蕁麻疹

皮膚上凸起的劃痕或白色腫塊稱為蕁麻疹，它們是身體接觸特定植物、遭昆蟲咬傷或因食物過敏時所產生的反應。精油能夠協助降低蕁麻疹的發炎反應，並緩解部分癢感和痛感。具有消炎和抗組織胺特質的精油如真正薰衣草、洋甘菊、摩洛哥藍艾菊、沼澤茶樹、茶樹、玫瑰草、橙花、永久花和檸檬，對於紓緩及治癒蕁麻疹有良好效果。

蕁麻疹舒緩消炎敷布
製作1份 → 外用

	3–6個月	6–24個月	2–6歲	6歲以上
德國洋甘菊精油	1滴	1滴	2滴	3滴
真正薰衣草精油	1滴	1滴	2滴	3滴
蘆薈膠	30mL	30mL	30mL	30mL
溫水	960mL	960mL	960mL	960mL
小蘇打粉	30mL	30mL	30mL	30mL

1. 取一個小玻璃碗，將精油與蘆薈膠攪拌混合，倒入水盆中。
2. 於水盆內加入溫水和小蘇打粉，攪拌均勻。
3. 使用時，將毛巾浸入配方裡並擰去多餘液體，貼敷於蕁麻疹發作區域。

| 替代成分 |
洋甘菊茶溫和的消炎效果十分知名，很適合取代配方中的溫水。將 1/2 杯的藥草加入 4 杯沸水中浸泡 15 至 20 分鐘，用於取代溫水製作配方。

蕁麻疹睡前舒緩身體油

製作60mL → 外用

	3–6個月	6–24個月	2–6歲	6歲以上
基底油	60mL	60mL	60mL	60mL
德國洋甘菊精油	1滴	4滴	5滴	5滴
永久花精油	0滴	1滴	5滴	5滴
真正薰衣草精油	1滴	5滴	10滴	15滴

1. 將所有成分混合裝入梅森罐中，塗抹在受蕁麻疹影響的皮膚區域。
2. 未使用的身體油須儲存於陰涼、避光處。

流行性感冒

流行性感冒，或稱流感，是一種藉由空氣傳播的病毒，可以在任何地方存活24小時至2週，視感染的病毒株種類而定。精油能協助殺死空氣中的病原菌，減輕症狀使孩子感覺舒服一些，並且促進免疫以縮短病毒在體內的存活時間。抗病毒及支持免疫系統的精油包含真正薰衣草、茶樹、沼澤茶樹、乳香、檸檬、甜橙、佛手柑、甌柑、葡萄柚、芫荽、洋甘菊、玫瑰草、苦橙葉、甜馬鬱蘭、錫蘭肉桂葉、西伯利亞冷杉、絲柏、杜松漿果和摩洛哥藍艾菊，都有助於對抗流感並減輕症狀。

流感戰士擴香複方

製作15mL → 聞香

5mL 真正薰衣草精油
3.75mL 錫蘭肉桂葉精油
3.75mL 甜馬鬱蘭精油
2.5mL 乳香精油

· 製作複方

將所有精油加入一個空的精油瓶（或任何有滴頭的深色玻璃瓶），輕晃瓶身使其混合均勻。

· 擴香複方

將複方精油依建議滴數加入擴香器中，並以 30 分鐘為單位（運作 30 分鐘，關閉 30 分鐘），擴香於整個空間。

0-6個月	6-24個月	2-6歲	6歲以上
2滴	4滴	6滴	8滴

流感戰士胸腔和身體按摩膏

製作120mL → 外用 → 具光敏性

	3-6個月	6-24個月	2-6歲	6歲以上
未精煉椰子油	120mL	120mL	120mL	120mL
真正薰衣草精油	4滴	5滴	10滴	15滴
檸檬精油	0滴	5滴	10滴	15滴
玫瑰草精油	0滴	10滴	15滴	20滴

1. 取一個小鍋子低溫加熱，融化椰子油。
2. 完全融化後將鍋子移離熱源，加入真正薰衣草、檸檬和玫瑰草精油，攪拌混合。
3. 倒入梅森罐，放入冰箱20分鐘使其硬化。
4. 取少量塗抹於孩子的胸口、後頸、淋巴結處和腳底。將未使用的按摩膏儲存於陰涼、避光處。

噁心和嘔吐

導致孩子嘔吐或感覺噁心的原因有很多，包含病毒或細菌感染、食物中毒或者過敏，而補充水分是過程中的關鍵，尤其在嘔吐的情況下。草本茶是補充水分和珍貴養分的良好方法：檸檬含有天然的電解質、維生素 C 和抗氧化物，新鮮檸檬和薑茶能夠維持孩子身體所需水分，同時緩解他們腹中的作嘔感。助消化的精油如薑、綠薄荷、洋甘菊、檸檬、甜橙、葡萄柚、佛手柑、橘、甌柑和蒔蘿全株，單是吸嗅就能有效減輕噁心和嘔吐症狀。

止吐嗅聞棒

製作 1 份 → 聞香

	3–6 個月	6–24 個月	2–6 歲	6 歲以上
薑精油	0 滴	0 滴	10 滴	10 滴
檸檬精油	0 滴	10 滴	5 滴	10 滴
甜橙精油	15 滴	10 滴	5 滴	10 滴

1. 混合所有精油於一個小玻璃碗中。
2. 以鑷子將芳香嗅聞棒的替芯（棉芯）夾入玻璃碗，來回滾動直到它將所有精油複方全部吸收。
3. 以鑷子將替芯移入嗅聞棒空管，蓋上管子並貼上配方標籤。
4. 當孩子感覺噁心想吐時，取出嗅聞棒讓他們吸嗅。

止吐擴香複方

製作 15 mL ↘ 聞香

5 mL 葡萄柚精油
5 mL 綠薄荷精油
5 mL 甜橙精油

· 製作複方
將所有精油加入一個空的精油瓶（或任何有滴頭的深色玻璃瓶），輕晃瓶身使其混合均勻。

· 擴香複方
將複方精油依建議滴數加入擴香器中，並以 30 分鐘為單位（運作 30 分鐘，關閉 30 分鐘），擴香於整個空間。

0–6個月	6–24個月	2–6歲	6歲以上
2滴	4滴	6滴	8滴

肺炎

由於肺炎的症狀和其他胸腔、鼻竇感染的症狀相似，因此很難在沒有胸腔 X 光攝影的情況下診斷。倘若妳懷疑孩子感染肺炎，請尋求醫師協助，以判斷是否需要使用抗生素或進入加護病房。消毒和減緩發炎的精油包含真正薰衣草、洋甘菊、西伯利亞冷杉、絲柏、沼澤茶樹、甜馬鬱蘭、檸檬尤加利、茶樹、玫瑰草、檸檬、杜松漿果、乳香、苦橙葉、雪松、甜橙、佛手柑、芫荽和綠薄荷，都能與藥物治療並行，協助減輕症狀、緩解咳嗽和暢通呼吸道，使呼吸較不費力。

呼吸平順擴香複方

製作 15 mL ➝ 聞香

5 mL 西伯利亞冷杉精油　　　　　2.5 mL 絲柏精油
5 mL 沼澤茶樹精油　　　　　　　2.5 mL 甜馬鬱蘭精油

· 製作複方

將所有精油加入一個空的精油瓶（或任何有滴頭的深色玻璃瓶），輕晃瓶身使其混合均勻。

· 擴香複方

將複方精油依建議滴數加入擴香器中，並以 30 分鐘為單位（運作 30 分鐘，關閉 30 分鐘），擴香於整個空間。

0–6個月	6–24個月	2–6歲	6歲以上
2滴	4滴	6滴	8滴

肺炎沐浴蒸氣錠

製作 12 個沐浴蒸氣錠 ➝ 聞香

	3–6個月	6–24個月	2–6歲	6歲以上
小蘇打粉	240 mL	240 mL	240 mL	240 mL
葛粉或玉米澱粉	80 mL	80 mL	80 mL	80 mL
水	110 mL	110 mL	110 mL	110 mL
西伯利亞冷杉精油	1滴	2滴	2滴	2滴
檸檬精油	0滴	1滴	1滴	1滴
沼澤茶樹精油	2滴	2滴	2滴	2滴

1. 烤箱預熱至177℃。
2. 取一個中碗混合攪拌小蘇打粉、葛粉和水，使質地呈黏稠糊狀。
3. 將混合物倒入馬芬蛋糕的矽膠烤模中，每格填裝至半滿。
4. 放入烤箱烘烤20分鐘，取出後如有需要可放置隔夜，讓成品在烤模內完全乾燥。
5. 將蒸氣錠脫模，存放於廣口梅森罐中。
6. 使用時，取一顆蒸氣錠滴入精油，置於淋浴設備對側、離水較遠的一端，關上浴室門並在芳療蒸氣的環繞中呼吸。

停止肺炎胸腔按摩膏

製作約120mL ↘ 聞香

	3-6個月	6-24個月	2-6歲	6歲以上
未精煉椰子油	120mL	120mL	120mL	120mL
西伯利亞冷杉精油	2滴	10滴	15滴	20滴
真正薰衣草精油	1滴	5滴	10滴	15滴
沼澤茶樹精油	1滴	5滴	10滴	15滴

1. 取一個小鍋子低溫加熱，融化椰子油。
2. 完全融化後將鍋子移離熱源，加入西伯利亞冷杉、真正薰衣草和沼澤茶樹精油，攪拌混合。
3. 倒入梅森罐，放入冰箱20分鐘使其硬化。
4. 塗抹胸口、背部、脖子和腳底，並在塗抹後穿上襪子包覆雙腳。將未使用的按摩膏儲存於陰涼、避光處。

野葛、橡樹和漆樹（有毒植物）

即便僅花費短暫的時間，只要妳和家人有戶外活動的習慣，就有碰上野葛、橡樹和漆樹的風險，這些有毒植物會導致強烈的發癢和疼痛起疹。若妳的孩子觸碰到上述任何一種植物，抗菌和消炎的精油如真正薰衣草、茶樹、沼澤茶樹、天竺葵、洋甘菊、摩洛哥藍艾菊、乳香、綠薄荷、玫瑰草、西伯利亞冷杉、絲柏、杜松漿果、歐洲赤松、橙花、芫荽、廣藿香、甜馬鬱蘭、玫瑰和檀香等，都能協助紓緩癢感、減輕發炎及治療疼痛。

舒緩止癢膏

製作約90mL ↗ 外用

	3-6個月	6-24個月	2-6歲	6歲以上
皂土	45mL	45mL	45mL	45mL
小蘇打粉	30mL	30mL	30mL	30mL
蔬菜甘油	15mL	15mL	15mL	15mL
過濾水或金縷梅萃取液	足夠成糊狀	足夠成糊狀	足夠成糊狀	足夠成糊狀
摩洛哥藍艾菊精油	1滴	5滴	5滴	5滴
真正薰衣草精油	3滴	15滴	15滴	15滴

1.將所有成分裝入梅森罐中，攪拌均勻。
2.塗抹在紅疹處以減輕癢感、疼痛和發炎。未使用的止癢膏須冷藏存放。

搔癢退散燕麥澡

製作1份 ≫ 外用

	3–6個月	6–24個月	2–6歲	6歲以上
燕麥（細磨）	240 mL	240 mL	240 mL	240 mL
小蘇打粉	60 mL	60 mL	60 mL	60 mL
德國洋甘菊精油	1滴	2滴	3滴	4滴
沼澤茶樹精油	1滴	1滴	3滴	3滴

1. 用均質機或食物調理器將燕麥磨碎成粉末，加入小蘇打粉，再次磨碎至所有成分充分混合。

2. 滴入德國洋甘菊和沼澤茶樹精油，按下磨碎鍵數次使其混合均勻。

3. 此配方可於浴缸注水時直接倒入使用，或者裝入細紗袋或乾淨的舊襪子內，丟進注水中的浴缸，並讓孩子在浴缸裡至少浸泡20分鐘，起身後接著塗抹止癢爐甘石洗劑（第142頁）。未使用的配方裝入梅森罐，存放於陰涼、乾燥處。

止癢軟膏

製作約120mL ↘ 外用

	3–6個月	6–24個月	2–6歲	6歲以上
未精煉椰子油	60mL	60mL	60mL	60mL
初榨橄欖油	30mL	30mL	30mL	30mL
蜂蠟片	30g	30g	30g	30g
德國洋甘菊精油	1滴	5滴	7滴	10滴
真正薰衣草精油	2滴	5滴	10滴	15滴
沼澤茶樹精油	1滴	5滴	10滴	15滴

1. 取一個小鍋子低溫加熱椰子油、橄欖油和蜂蠟。
2. 完全融化後將鍋子移離熱源，並加入德國洋甘菊、真正薰衣草和沼澤茶樹精油。
3. 倒入梅森罐，放入冰箱20分鐘使其硬化。未使用須儲存於陰涼、避光處。
4. 每當有需要時，將軟膏塗抹於皮膚搔癢和紅疹處。

│ 加分成分 │

金盞花和薰衣草消炎與治療肌膚的特質十分知名，能使這份軟膏的效果更加出色。取共 2 大匙的藥草與椰子油低溫加熱浸泡 2 小時，過濾後將浸泡油應用於上述配方。

體癬

與它的命名原意不同——引起體癬（ringworm）的兇手並非寄生蟲（worm），而是皮膚上的真菌感染，可辨識徵兆為牛眼狀的環形紅斑，圍繞著中央的健康皮膚。體癬具有傳染力，和被特定真菌感染的人或寵物接觸後都可能會造成傳播。溫和抗真菌的精油包含真正薰衣草、茶樹、沼澤茶樹、芫荽、甜橙、檸檬、橘、葡萄柚、甌柑、天竺葵、洋甘菊、歐洲赤松、雪松和乳香，能夠協助對抗並治癒體癬。

移除體癬軟膏
製作約120mL ⟶ 外用

	3–6個月	6–24個月	2–6歲	6歲以上
未精煉椰子油	60mL	60mL	60mL	60mL
蜂蠟片	30g	30g	30g	30g
未精煉乳油木果脂	27g	27g	27g	27g
天竺葵精油	0滴	5滴	10滴	15滴
真正薰衣草精油	2滴	10滴	15滴	20滴
茶樹精油	2滴	5滴	10滴	15滴

1. 取一個小鍋子中火加熱，融化椰子油、蜂蠟和乳油木果脂。
2. 完全融化後將鍋子移離熱源，加入天竺葵、真正薰衣草和茶樹精油。
3. 倒入梅森罐，放入冰箱20分鐘使其硬化。
4. 一天兩次，將軟膏塗抹於體癬感染處並持之以恆使用。倘若半途而廢，很難徹底擺脫真菌感染的困擾。將未使用的軟膏儲存於陰涼、避光處。

| 加分成分 |
黑胡桃殼和小榭樹（chaparral）皆具有知名的抗真菌特質，很適合添入這份軟膏中。取共2大匙藥草與椰子油低溫加熱浸泡2小時，過濾後將浸泡油應用於上述配方。

治療頭癬油膠

製作1份 ⤳ 外用

	3-6個月	6-24個月	2-6歲	6歲以上
未精煉椰子油	15 mL	15 mL	15 mL	15 mL
真正薰衣草精油	1滴	2滴	4滴	5滴
玫瑰草精油	0滴	1滴	2滴	3滴
茶樹精油	0滴	2滴	3滴	5滴
蘆薈膠	15 mL	15 mL	15 mL	15 mL

1. 取一個小鍋子低溫加熱融化椰子油,並加入真正薰衣草、玫瑰草和茶樹精油,攪拌混合。
2. 攪拌椰子油的同時緩慢分次加入蘆薈膠,混合拌勻。
3. 將油膠塗抹於孩子的頭皮,並以保鮮膜或浴帽包覆,停留20分鐘後再以洗髮精洗淨。

睡眠

睡眠對於媽咪和孩子都很重要,但想讓孩子們進入夢鄉常常是一大難題。任何日常生活中的改變:生病、服藥或在學校遇到困難等,都會破壞平時的睡眠模式。真正薰衣草、洋甘菊、甜橙、橙花、沼澤茶樹、岩蘭草、檀香、雪松、苦橙葉、甜馬鬱蘭、香草、佛手柑、快樂鼠尾草、芫荽、乳香、檸檬、橘、甌柑、纈草根和依蘭依蘭等精油,都有助於恢復身體平靜、調整思緒預備睡眠,並協助發展自然的睡眠週期。

一夜好眠芳香按摩油　製作30mL ↘ 外用 ↘ 聞香

	3–6個月	6–24個月	2–6歲	6歲以上
未精煉椰子油	30mL	30mL	30mL	30mL
真正薰衣草精油	1滴	2滴	3滴	6滴
甜馬鬱蘭精油	0滴	1滴	3滴	6滴
甜橙精油	1滴	2滴	3滴	6滴

1. 取一個小鍋子低溫加熱，融化椰子油。
2. 完全融化後將鍋子移離熱源，加入真正薰衣草、甜馬鬱蘭和甜橙精油，攪拌混合。
3. 倒入梅森罐，放入冰箱20分鐘使其硬化。
4. 取少量塗抹在孩子的胸口、後頸和腳底。將未使用的按摩油儲存於陰涼、避光處。

甜美夢境擴香複方　製作15mL ↘ 聞香

5mL 佛手柑精油　　　2.5mL 大西洋雪松精油
5mL 真正薰衣草精油　2.5mL 羅馬洋甘菊精油

・製作複方
將所有精油加入一個空的精油瓶（或任何有滴頭的深色玻璃瓶），輕晃瓶身使其混合均勻。

・擴香複方
將複方精油依建議滴數加入擴香器中，並以30分鐘為單位（運作30分鐘，關閉30分鐘），擴香於整個空間。

0–6個月	6–24個月	2–6歲	6歲以上
2滴	4滴	6滴	8滴

睡前放鬆泡泡浴

製作1份 ↝ 外用 ↝ 聞香

	3–6個月	6–24個月	2–6歲	6歲以上
真正薰衣草精油	2滴	3滴	5滴	5滴
羅馬洋甘菊精油	0滴	1滴	2滴	2滴
甌柑精油	0滴	2滴	3滴	3滴
12% 濃度香草精油 （超臨界二氧化碳萃取法）	1滴	1滴	2滴	2滴
無香洗髮精或液態橄欖皂	30mL	30mL	30mL	30mL
瀉鹽	400g	400g	400g	400g

1. 取一個小碗，攪拌混合真正薰衣草、羅馬洋甘菊、甌柑和香草精油與洗髮精或液態皂。
2. 以中碗盛裝瀉鹽，拌入混合精油的皂液。
3. 為浴缸注入泡澡水的同時，倒入上述混合好的配方。

打噴嚏

噴嚏是妳的鼻子應對外來刺激物的防禦機制，例如那些進入鼻腔中的灰塵、花粉和皮屑。打噴嚏也可能是罹患過敏、感冒、流感或其他疾病後的症狀之一。透過淨化空氣中的汙染物、緩解發炎的黏膜及減輕過敏，精油可以讓噴嚏停止。具有消炎及抗組織胺特性的精油如真正薰衣草、沼澤茶樹、洋甘菊、摩洛哥藍艾菊、西伯利亞冷杉、絲柏、杜松漿果、天竺葵、玫瑰和綠薄荷，都有助於減少或停下無止境的噴嚏。

停止噴嚏擴香複方

製作 15 mL ↘ 聞香

5 mL 真正薰衣草精油
5 mL 沼澤茶樹精油
2.5 mL 摩洛哥藍艾菊精油
2.5 mL 西伯利亞冷杉精油

· 製作複方

將所有精油加入一個空的精油瓶（或任何有滴頭的深色玻璃瓶），輕晃瓶身使其混合均勻。

· 擴香複方

將複方精油依建議滴數加入擴香器中，並以 30 分鐘為單位（運作 30 分鐘，關閉 30 分鐘），擴香於整個空間。

0–6個月	6–24個月	2–6歲	6歲以上
2滴	4滴	6滴	8滴

停止噴嚏嗅聞棒

製作1份 ~ 聞香

	3–6個月	6–24個月	2–6歲	6歲以上
摩洛哥藍艾菊精油	1滴	3滴	5滴	5滴
西伯利亞冷杉精油	1滴	3滴	5滴	5滴
德國洋甘菊精油	1滴	3滴	5滴	5滴
沼澤茶樹精油	1滴	3滴	5滴	5滴

1. 混合所有精油於一個小玻璃碗中。
2. 以鑷子將芳香嗅聞棒的替芯（棉芯）夾入玻璃碗，來回滾動直到它將所有精油複方全部吸收。
3. 以鑷子將替芯移入嗅聞棒空管，蓋上管子並貼上配方標籤。
4. 當孩子的噴嚏停不下來時，取出嗅聞棒讓他們吸嗅。

吸鼻子和流鼻涕

過敏、鼻竇感染、長牙、感冒、流感……甚或只是天氣轉涼，任何情況都可能導致妳的孩子開始流鼻涕。芳香療法有助於減少吸鼻子的次數，甚至能讓鼻涕停下來。幫助呼吸道暢通及鼻竇腔室鎮定的精油有真正薰衣草、洋甘菊、甜馬鬱蘭、沼澤茶樹、西伯利亞冷杉、絲柏、杜松漿果、雲杉、雪松、綠薄荷、檸檬、摩洛哥藍艾菊、茶樹、乳香和玫瑰草等。

終結鼻涕嗅聞棒 製作1份 ↘ 聞香

	3–6個月	6–24個月	2–6歲	6歲以上
摩洛哥藍艾菊精油	1滴	3滴	5滴	5滴
真正薰衣草精油	1滴	3滴	5滴	5滴
檸檬精油	1滴	3滴	5滴	5滴
沼澤茶樹精油	1滴	3滴	5滴	5滴

1. 混合所有精油於一個小玻璃碗中。
2. 以鑷子將芳香嗅聞棒的替芯（棉芯）夾入玻璃碗，來回滾動直到它將所有精油複方全部吸收。
3. 以鑷子將替芯移入嗅聞棒空管，蓋上管子並貼上配方標籤。
4. 每當有需要時，取出嗅聞棒讓孩子吸嗅。

停止吸鼻子擴香複方 製作15mL ↘ 聞香

5mL 西伯利亞冷杉精油　　2.5mL 絲柏精油
5mL 沼澤茶樹精油　　2.5mL 綠薄荷精油

・製作複方
將所有精油加入一個空的精油瓶（或任何有滴頭的深色玻璃瓶），輕晃瓶身使其混合均勻。

・擴香複方
將複方精油依建議滴數加入擴香器中，並以 30 分鐘為單位（運作 30 分鐘，關閉 30 分鐘），擴香於整個空間。

0–6個月	6–24個月	2–6歲	6歲以上
2滴	4滴	6滴	8滴

喉嚨痛

喉嚨痛在兒童時期很常見，症狀一般會維持將近24小時。但，假如妳的孩子喉嚨痛超過五天且伴隨發燒症狀，請向醫師諮詢以確保並非其他更嚴重的問題。精油如真正薰衣草、薑、永久花、洋甘菊、甜馬鬱蘭、沼澤茶樹、茶樹、天竺葵、綠薄荷、乳香和檸檬，皆有助於緩解喉嚨的痛感及激勵免疫系統，幫助孩子更快復原；純露如洋甘菊、薰衣草、茶樹和胡椒薄荷，用於漱口或作為喉嚨噴劑時，也有助於從內部緩解疼痛。

舒緩喉嚨痛噴劑

製作約120mL → 適用年齡一歲以上

60mL 胡椒薄荷純露
60mL 洋甘菊純露
2大匙鼠尾草葉
15mL 未過濾的生蜂蜜

1. 取一個小鍋子低溫加熱純露。
2. 加入鼠尾草葉，浸泡15分鐘。
3. 濾除藥草後加入未過濾的生蜂蜜，攪拌直到蜂蜜完全溶解。
4. 將混合物倒入容量120mL 的噴霧瓶。未使用時須存放於冷藏中。
5. 使用時，讓孩子張大嘴巴，將噴劑噴入喉嚨後側。

| 加分成分 |

紫錐花根不僅能促進免疫力，使妳更快從疾病中復原，應用於皮膚或受刺激的黏膜時，還能提供一些麻醉效果。若想與這份處方搭配，可在步驟 2 的鼠尾草葉中額外加入 1 大匙紫錐花根。

舒緩喉嚨痛滾珠瓶

製作10mL ↝ 外用 ↝ 聞香

	3–6個月	6–24個月	2–6歲	6歲以上
真正薰衣草精油	1滴	2滴	1滴	2滴
沼澤茶樹精油	0滴	0滴	1滴	2滴
綠薄荷精油	0滴	0滴	1滴	2滴
分餾椰子油	填滿	填滿	填滿	填滿

1. 將真正薰衣草、沼澤茶樹和綠薄荷精油滴入容量10mL 的玻璃滾珠瓶。
2. 加入足量分餾椰子油填滿瓶身。關上滾珠頭和蓋子輕輕搖晃混合，別忘了為配方貼上標籤。
3. 每當有需要時，滾塗於孩子的頸部、淋巴結和胸口。

長牙期不適

輕微發燒、不停流口水、敏感易怒、牙齦腫脹和失去胃口等,都是妳的寶寶開始長牙的徵兆。雖然妳會在網路上看到很多推薦使用丁香精油的自製凝膠配方,但丁香精油具有強烈的黏膜刺激性,不建議應用於2歲以下的孩子,尤其是小小孩和嬰兒身上。實際上,任何皮膚敏感、受損或生病者都應該避免塗抹丁香精油,即便是健康的成人,也應在低於0.5%的稀釋濃度下小心使用。如果妳已經在寶寶的牙齦上使用了丁香精油,請立即停止後續施用。

寶寶下顎線(jawline)按摩油

製作約30mL → 外用

	3−6個月	6−24個月	2−6歲	6歲以上
真正薰衣草精油	1滴	2滴	3滴	6滴
羅馬洋甘菊精油	1滴	2滴	3滴	6滴
分餾椰子油或近似的基底油	30mL	30mL	30mL	30mL

1. 將所有成分裝入容量30mL的瓶子中,輕晃使其混和均勻。
2. 每當有需要時,取2滴按摩寶寶的下巴輪廓處和臉頰。

| 安全提示 |
此複方僅限於外用。

洋甘菊牙齦舒緩冰棒

製作約120mL 的冰棒 ➤ 適用年齡六個月以上

30mL 洋甘菊純露
60mL 洋甘菊茶
30mL 蘋果醬

1. 將所有成分在一個小碗內混合均勻，倒入冰棒模具中。
2. 冷凍一夜。
3. 當孩子感覺牙齦不適時，給他一根冰棒。

| 安全提示 |
這些冰棒不適合給年齡 6 個月以下的嬰兒和孩子使用。

鵝口瘡

鵝口瘡是許多成人和孩子體內一種常見的酵母菌感染，呈現在寶寶身上的症狀為尿布疹、口腔內的白色斑塊，甚至是陰道酵母菌感染。新生兒的感染途徑為產程中母親的陰道、親餵時受到感染的乳頭，或者過度使用抗生素也會引起症狀。鵝口瘡的治療方式須視真菌感染的位置而定，抗真菌的精油和純露可用於製作寶寶擦拭巾、抗真菌軟膏和漱口水，常用的精油包含真正薰衣草、洋甘菊、綠薄荷、天竺葵、茶樹、沼澤茶樹、玫瑰草、檸檬、甜橙、乳香、橙花、苦橙葉、摩洛哥藍艾菊和永久花。

抗真菌擦拭巾

製作24張 ↘ 外用

	3-6個月	6-24個月	2-6歲	6歲以上
未精煉椰子油	15 mL	15 mL	15 mL	15 mL
真正薰衣草精油	1滴	3滴	5滴	5滴
茶樹精油	1滴	3滴	5滴	5滴
金縷梅萃取液	120 mL	120 mL	120 mL	120 mL

1. 取一個小鍋子低溫加熱融化椰子油，加入真正薰衣草和茶樹精油攪拌混合。
2. 混合後的椰子油裝進中型玻璃碗中，拌入金縷梅萃取液。
3. 取12張紙巾對半裁切，疊好放入有蓋的玻璃容器內。於紙巾上方倒入混合液，紙巾必須吸附所有的液體。
4. 為做好的擦拭巾蓋上蓋子。不使用時須冷藏，最多可保存1個月。

抗真菌漱口水

製作240 mL ↘ 所有年齡適用

120 mL 胡椒薄荷純露
60 mL 薰衣草純露
60 mL 過濾水
15 mL 未過濾的生蜂蜜（使用對象為1歲以下嬰兒時，替換為楓糖漿或蔬菜甘油）

1. 取一個容量240 mL 的罐子或容器混合所有成分，搖晃至蜂蜜或楓糖漿完全溶解。
2. 給已學會吐水的孩子使用時，讓他們漱口後吐出；給嬰兒使用時，可用棉花棒輕柔塗抹。
3. 未使用的漱口水應儲存於陰涼、避光處。

百里香藥草的抗真菌效果十分知名，若想加入這份漱口水中，可先取 1 大匙藥草浸泡於配方中的過濾水 15 分鐘，使用前再濾除植材。

臍帶照護

寶寶出生的當下，臍帶會被夾住和剪斷，代表著孩子正式與妳的子宮分離。接下來的7到10天，臍帶將逐漸乾癟皺縮，最終完全脫落，留下寶寶身上的肚臍。這段時間內，每天輕柔清潔和壓乾臍帶殘端，在它脫落以前不要塗抹任何椰子油或軟膏於肚臍上。純露非常溫和，應用於新生兒時比精油更為安全。除了輕柔的清潔以外，建議讓臍部自行癒合，不要使用任何軟膏或乳霜。

臍帶抗菌清潔噴霧
製作120mL · 外用

15mL 蘆薈膠
75mL 薰衣草純露
30mL 金縷梅萃取液

1. 將蘆薈膠、薰衣草純露和金縷梅萃取液加入容量120mL的噴瓶中，輕晃瓶身使其混合均勻。
2. 使用時，噴灑於臍帶殘端並以乾淨紙巾輕輕壓乾。將未使用的清潔噴霧儲存於陰涼、避光處。

| 替代成分 |
若妳手邊正好沒有薰衣草純露，洋甘菊或玫瑰純露也十分溫和，它們的消炎特質能夠紓緩發炎的肌膚及治癒感染，兩者都是很好的替代品。

病毒疣

病毒疣是人類乳突病毒（human papillomavirus, HPV）所引起的症狀，當身體或手觸摸已感染區域，就可能遭感染並在皮膚上形成良性的增生顆粒。病毒疣有數種形式，包含尋常疣、足部疣、扁平疣和生殖器疣，而真正薰衣草、茶樹、天竺葵、檸檬、甜馬鬱蘭、絲柏、沼澤茶樹和雪松精油都能幫助病毒疣的治療和消除。下列配方僅適用於手腳的病毒疣，請勿應用於臉部或生殖器疣。倘若病毒疣出現紅腫、出血或存在超過8週時，請尋求醫師協助。

消滅病毒疣軟膏

製作約120mL ⇀ 外用

	3–6個月	6–24個月	2–6歲	6歲以上
未精煉椰子油	60mL	60mL	60mL	60mL
初榨橄欖油	30mL	30mL	30mL	30mL
蜂蠟片	30g	30g	30g	30g
絲柏精油	0滴	5滴	10滴	15滴
檸檬精油（蒸餾法）	0滴	5滴	10滴	15滴
甜馬鬱蘭精油	0滴	10滴	15滴	20滴

1. 取一個小鍋子低溫加熱椰子油、橄欖油和蜂蠟。
2. 待椰子油與蜂蠟完全融化後，將鍋子移離熱源並加入絲柏、檸檬和甜馬鬱蘭精油。
3. 倒入梅森罐，放入冰箱20分鐘使其硬化。未使用須存放於陰涼、避光處。
4. 每天2次，將軟膏塗抹於病毒疣後貼上 OK 繃。

不再長疣調理油

製作120mL ↘ 外用

	3–6個月	6–24個月	2–6歲	6歲以上
未精煉椰子油	120mL	120mL	120mL	120mL
檸檬精油（蒸餾法）	0滴	5滴	10滴	15滴
沼澤茶樹精油	4滴	5滴	10滴	15滴
茶樹精油	0滴	10滴	20滴	30滴

1. 取一個小鍋子低溫加熱，融化椰子油。
2. 完全融化後將鍋子移離熱源，加入檸檬、沼澤茶樹和茶樹精油，攪拌混合。
3. 倒入梅森罐，放入冰箱20分鐘使其硬化。未使用須存放於陰涼、避光處。
4. 每天2次，將調理油塗抹於病毒疣後貼上 OK 繃。

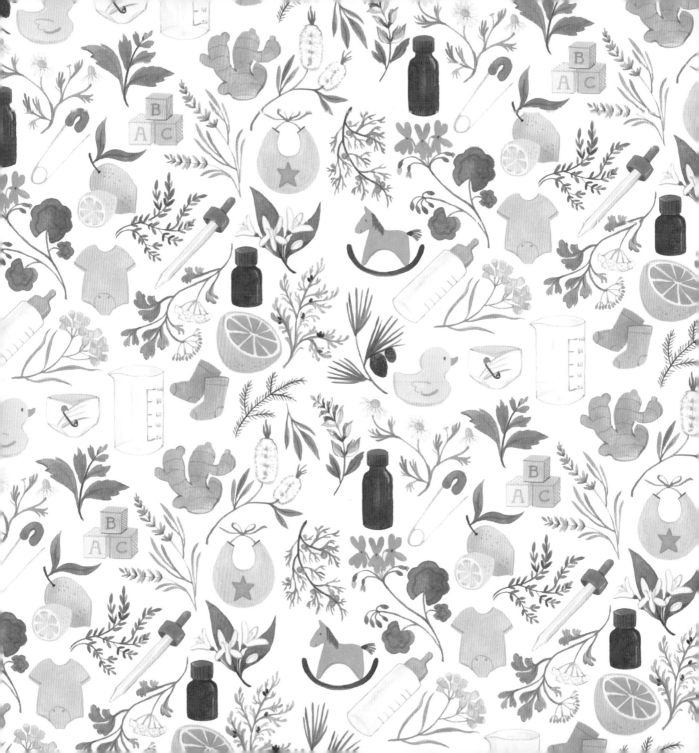

30支家庭常用精油介紹

市場上有數百種精油，可以創造數百、甚至是數千種療癒複方，但僅有相對少數的精油，能夠安全頻繁的應用於日常生活中。

在這個章節裡，我將為妳提供其中最實用的 30 種精油檔案，每一篇都包含了拉丁學名，認識它對於精油的購買很有幫助——並非所有精油廠商都以同一個名稱命名精油，但其標示的拉丁學名永遠不會改變。

隨著妳更加深入鑽研精油的學問和用法，熟悉個別精油的特色、藥用特性和安全措施等相關知識就越顯重要。我建議妳著手製作一份精油重點筆記，開始個別學習每支精油並且逐漸深入。當然妳可以從網路或其他書籍獲取無止境的資訊，但本書提供的將是一份便於使用的參考資料，囊括那些妳最有可能購買並應用於家庭中的精油。

佛手柑 Bergamot

Citrus bergamia

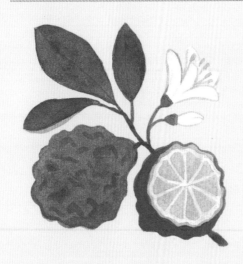

佛手柑精油由果皮冷壓製成，氣味清新、甜美而具果香，雖然幾世紀以來一直應用於義大利的傳統醫學，但最知名的用途仍為調製香水，以及與花瓣搭配作為薰香空間的乾燥香料。佛手柑果實本身不適合食用，然其精油用途十分廣泛，包含應用於食物的調味和居家清潔用品的香氣中。近期研究顯示，佛手柑對於治療肌膚、口腔和呼吸道感染尤其有益。

完美搭配

洋甘菊、各種柑橘類精油、芫荽、絲柏、天竺葵、真正薰衣草

可替代的精油

葡萄柚、檸檬、甜橙

藥用價值

止痛、抗憂鬱、消毒、抗痙攣、祛風、解熱、激勵、治療創傷

適用症狀

焦慮、感冒、濕疹、發燒、流感、乾癬、喉嚨痛、鵝口瘡、各種傷口、作為驅蟲劑

注意事項

使用後避免照射陽光（除非已證實去除佛手柑內酯 bergapten ——即造成佛手柑精油具有光毒性的化學成分）；避免使用久放或氧化的精油

黑胡椒 Black Pepper

Piper nigrum

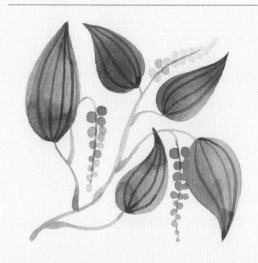

作為最古老的知名香料之一，黑胡椒的應用記載可追溯至古希臘、古羅馬和古埃及時代，埃及人尤其將它廣泛使用於木乃伊的防腐過程之中，其精油的氣味使人隱約想起新鮮磨碎的黑胡椒顆粒。黑胡椒精油善於紓緩肌肉、關節和生理痛，強烈的消毒特性也適合在疾病入侵時滴入擴香器，殺死藉由空氣傳播的病原菌。幾個世紀以來，黑胡椒一直與食物搭配使用，有益於處理消化問題和促進循環。

完美搭配
快樂鼠尾草、乳香、真正薰衣草、甜馬鬱蘭、檀香、甜橙

可替代的精油
佛手柑、薑、檀香

藥用價值
止痛、抗微生物、消毒、抗痙攣、殺菌、祛風、解熱、激勵

適用症狀
卡他、感冒、便祕、腹瀉、流感、心口灼熱、各種感染與病毒、肌肉不適與疼痛、噁心

注意事項
避免使用久放或氧化的精油

摩洛哥藍艾菊 Blue Tansy

Tanacetum annuum

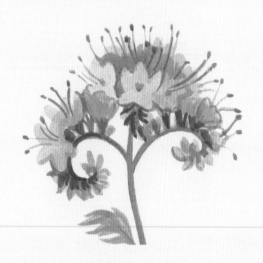

常與德國洋甘菊（*Matricaria recutita*）或一般艾菊（*Tanacetum vulgare*）混淆，這款微具有蘋果香氣的精油得名於它深藍色的外觀。摩洛哥藍艾菊精油對於懷孕中的婦女或嬰兒都是無毒且安全的，其藍色的特徵源自於化學成分「母菊天藍烴」，這個成分使摩洛哥藍艾菊具有天然的抗組織胺特性，非常適合處理氣喘、過敏或鼻竇炎。摩洛哥藍艾菊是一種溫和的精油，能夠安撫和紓緩受到過度刺激的孩子，讓媽媽獲得寶貴的休息機會。

完美搭配
洋甘菊、各種柑橘類精油、芫荽、真正薰衣草、治澤朱樹、雲杉

可替代的精油
德國洋甘菊、永久花、橙花

藥用價值
止痛、抗過敏、抗組織胺、消炎、抗痙攣、殺菌、祛風、殺真菌、治療創傷

適用症狀
氣喘、過敏、感冒、割傷、濕疹、蚊蟲叮咬、肌肉疼痛、壓力和緊張、各種傷口

注意事項
暫無

雪松 Cedarwood

大西洋雪松 Cedrus atlantica 維吉尼亞雪松 Juniperus virginiana

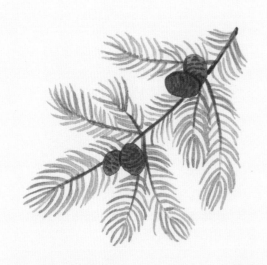

雪松曾被希臘和羅馬人用於空氣淨化及薰香，而古埃及人則將其用於香水及木乃伊防腐。大西洋雪松精油已證實能幫助注意力不足過動症（ADHD）患者獲得平靜與專注，也極適合因思緒過度活躍而難以入眠的人使用。維吉尼亞雪松與大西洋雪松有著相似的特質，同時也是極好的天然驅蟲劑，保護妳的居家環境和身體免受各種惱人昆蟲侵擾。

完美搭配

佛手柑、快樂鼠尾草、絲柏、真正薰衣草、橙花、玫瑰草

可替代的精油

絲柏、西伯利亞冷杉

藥用價值

消毒、收斂、利尿、祛痰、殺真菌、溶解黏液、鎮定（神經）、激勵（循環）

適用症狀

關節炎、支氣管炎、卡他、鼻塞、咳嗽、頭皮屑、濕疹、真菌感染、落髮、神經緊繃和壓力、作為驅蟲劑

注意事項

暫無

德國洋甘菊 Chamomile German

Matricaria recutita／Matricaria chamomilla

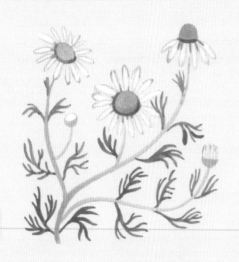

德國洋甘菊以其治癒肌膚的特質聞名，對於心神和身體亦有極佳的平靜和紓緩作用。富含母菊天藍烴的德國洋甘菊精油呈現深藍色，能夠強效處理過敏、感染和各類型傷口。這種氣味清淡、略帶花香的精油也善於安撫孩子，即便3個月大的嬰兒（可接觸精油的最小年齡）都能安全使用。天然的消炎特質使德國洋甘菊擅長緩解肌肉疼痛，幾乎能立即停止腿部抽筋和痙攣。雖然作用與羅馬洋甘菊十分相似，但德國洋甘菊用於肌膚和傷口的效果更好。

完美搭配
佛手柑、各種柑橘類精油、快樂鼠尾草、乳香、真正薰衣草、甜馬鬱蘭

可替代的精油
摩洛哥藍艾菊、羅馬洋甘菊、真正薰衣草、橙花

藥用價值
止痛、抗過敏、消炎、抗痙攣、殺菌、祛風、殺真菌、治療創傷

適用症狀
過敏、燒燙傷、割傷、皮膚炎、濕疹、頭痛、蚊蟲叮咬、噁心、長牙期不適、各種傷口

注意事項
對於豬草*過敏者禁用

*譯註：
豬草為菊科植物，對豬草花粉有嚴重過敏反應者，使用菊科植物的相關製品時應謹慎測試；然花粉和精油的本質畢竟不同，對於豬草花粉過敏的人較多，對於洋甘菊精油過敏的人很少。

羅馬洋甘菊 Chamomile Roman

Anthemis nobilis ／Chamaemelum nobile

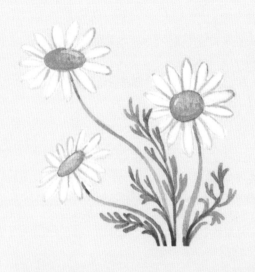

完美搭配
佛手柑、快樂鼠尾草、天竺葵、真正薰衣草、橙花、玫瑰草

可替代的精油
德國洋甘菊、真正薰衣草、橙花

藥用價值
止痛、抗神經痛、消毒、抗痙攣、殺菌、祛風、解熱、治療創傷

適用症狀
頭痛、失眠、消化不良、肌肉疼痛、噁心、扭傷、神經痛、壓力、長牙期不適、各種傷口

注意事項
對於豬草過敏者禁用

具有蘋果香氣的羅馬洋甘菊，是眾多精油中最溫和的一種。其作用與德國洋甘菊十分類似，但相較之下安撫心神和紓緩腸胃不適的效果更佳，很適合幫助小小孩緩緩入睡，能迅速鎮定並放倒兒童們。羅馬洋甘菊精油本身具消炎特質，有助鬆開過勞的肌肉和過度運轉的思慮。

錫蘭肉桂葉 Cinnamon leaf

Cinnamomum zeylanicum／Cinnamomum verum

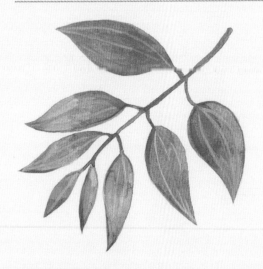

肉桂那極具辨識度的溫暖誘人香氣，數個世紀以來一直吸引著人類。肉桂精油*中，不同於肉桂皮精油僅能擴香使用，錫蘭肉桂葉精油是唯一能塗抹在肌膚上的一種。具有極佳的消毒、抗菌和抗病毒作用，擴香錫蘭肉桂葉精油可以殺死藉由空氣傳播的感冒和流感病原菌，也有助於激勵免疫系統，促進身體與感染對抗的能力。肉桂皮精油的刺激性非常高、可能引發過敏，應避免任何在皮膚上的應用。

*譯註：作者在第二章「懷孕及哺乳應避免使用的精油」，另有列出中國肉桂（*Cinnamoum cassia*），刺激性成分（肉桂醛）含量比錫蘭肉桂更高，在部分芳療體系中也被禁止使用。

完美搭配
各種柑橘類精油、丁香、西伯利亞冷杉、乳香、薑、香草

可替代的精油
錫蘭肉桂皮（僅限吸嗅）、丁香、薑

藥用價值
微生物、消毒、抗痙攣

適用症狀
循環、感冒、流感、消化不良、蝨子、生理痛、肌肉疼痛、風濕病、病毒疣、用於殺死各種病原菌

注意事項
懷孕時禁用；6個月以下寶寶避免使用於肌膚；皮膚可用的最高濃度——小於0.5％（即每30mL基底油加入不超過5滴精油）；可能造成刺激性

快樂鼠尾草 Clary sage

Salvia sclarea

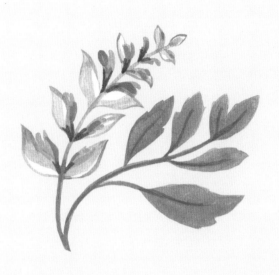

雖不建議於懷孕期間使用，但快樂鼠尾草對於其它各類型的婦科疾病大多有幫助：包含生理期症狀，以及產程和分娩問題。快樂鼠尾草精油已知可促進並加強產程中的宮縮，在產程停滯時加速，讓生產順利進行。它也是安撫哭鬧兒童及崩潰媽咪們的最佳精油之一。

完美搭配

佛手柑、黑胡椒、洋甘菊、各種柑橘類精油、真正薰衣草、廣藿香

可替代的精油

乳香、真正薰衣草、檀香

藥用價值

抗憂鬱、消毒、抗痙攣、收斂、祛風、通經、安撫神經、鎮定

適用症狀

氣喘、抽筋、頭皮屑、憂鬱、腸胃脹氣、落髮、產程痛、肌肉不適與疼痛、神經緊繃和壓力、百日咳

注意事項

懷孕時禁用；皮膚可用的最高濃度──小於0.25％（即每30mL基底油加入不超過2滴精油）；可能造成刺激性

古巴香脂 Copaiba balsam

Copaifera officinalis

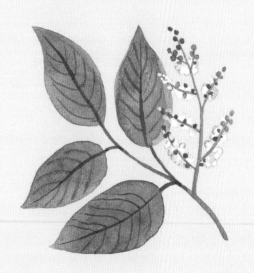

完美搭配
雪松、各種柑橘類精油、快樂鼠尾草、玫瑰、
香草、依蘭依蘭

可替代的精油
維吉尼亞雪松、絲柏、乳香

藥用價值
抗真菌、消炎、殺菌、癒合傷口、器具環境消毒、
利尿、祛痰、激勵

適用症狀
支氣管炎、感冒、咳嗽、痔瘡、腸感染、壓力、
肌肉疼痛

注意事項
暫無

幾個世紀以來，古巴香脂在歐洲一直用於處理
支氣管炎，同時也因其減輕和治療痔瘡發炎的
效果而廣為人知。具有溫和的成分及祛除黏液
的特質，這瓶輕淡細緻的精油可為任何兒童呼
吸道軟膏增益。若以擴香器薰香，古巴香脂精
油能殺死藉由空氣傳播的細菌和真菌，帶有輕
甜木質香氣的它也善於紓緩疼痛，是加入任何
肌肉或關節軟膏的完美成分。

芫荽 Coriander

Coriandrum sativum

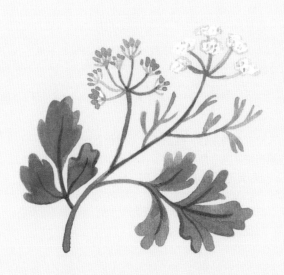

完美搭配
黑胡椒、肉桂、各種柑橘類精油、乳香、薑、
橙花

可替代的精油
佛手柑、真正薰衣草、依蘭依蘭

藥用價值
止痛、抗風濕、抗痙攣、殺菌、祛風、助消化、
殺真菌、激勵

適用症狀
關節炎、循環、感冒、流感、痔瘡、感染、噁心、
偏頭痛、肌肉疼痛、神經痛

注意事項
暫無

芫荽（香菜）精油萃取自種子，具有令人愉悅
的柑橘香氣，與多數精油皆能良好配伍。芫荽
應用的歷史悠久，可追溯至古埃及法老王拉美
西斯二世，其最廣為人知的療效是處理消化問
題。芫荽精油本身也能紓緩疼痛和停止痙攣，
常用於處理肌肉痠痛、關節炎甚至是痛風。

絲柏 Cypress

Cupressus sempervirens

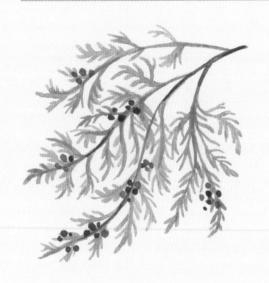

嗅聞絲柏精油時，彷彿整座森林都湧上心頭。這支瓶裝森林被用以支持呼吸系統，清除鼻塞和緩解停不下來的咳嗽。擴香時，絲柏是取代尤加利精油的好選擇，相較之下對於幼童和嬰兒更為安全。絲柏精油以其收斂血管和緊緻肌膚的特質聞名，常用於處理靜脈曲張、浮肉和皺紋。

完美搭配
黑胡椒、雪松、洋甘菊、各種柑橘類精油、薑、歐洲赤松

可替代的精油
西伯利亞冷杉、杜松漿果、歐洲赤松

藥用價值
抗菌、消炎、消毒、抗痙攣、收斂、解熱、止血、血管收縮

適用症狀
氣喘、浮肉、感冒、鼻塞、咳嗽、痔瘡、生理痛、肌肉疼痛、靜脈曲張、百日咳

注意事項
避免使用久放或氧化的精油

西伯利亞冷杉 Fir needle

Abies sibirica

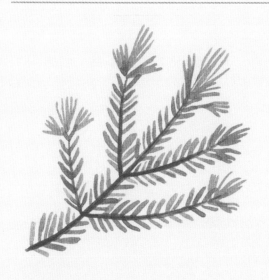

輕嗅西伯利亞冷杉精油，將使妳恍如置身於針葉林間，落下的針葉覆滿地面。這瓶森林系精油很適合處理呼吸道症狀，協助妳停下無止境的咳嗽並擺脫黏液。西伯利亞冷杉本身具有消毒作用，過去在分娩後或需要淨化空氣中的病原菌時，都會燃燒其針葉。西伯利亞冷杉也經常被用來取代（6歲以下孩童禁用的）尤加利精油，對嬰兒和孩童而言都足夠溫和。

完美搭配

肉桂、各種柑橘類精油、真正薰衣草、甜馬鬱蘭、歐洲赤松、沼澤茶樹

可替代的精油

絲柏、杜松漿果、歐洲赤松

藥用價值

止痛、消毒、止咳、收斂、祛痰、引赤劑＊、激勵、滋補

適用症狀

過敏、關節炎、支氣管炎、卡他、咳嗽、感冒、鼻塞、流感、肌肉疼痛、鼻竇炎

注意事項

避免使用久放或氧化的精油

＊譯註：可刺激末梢血液循環，使局部感覺清涼。

乳香 Frankincense

Boswellia carterii

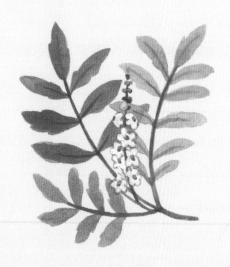

完美搭配
肉桂、各種柑橘類精油、絲柏、真正薰衣草、
玫瑰草、歐洲赤松

可替代的精油
雪松、真正薰衣草、檀香

藥用價值
消炎、消毒、收斂、祛風、通經、祛痰、鎮定、
治療創傷

適用症狀
痤瘡、氣喘、支氣管炎、卡他、感冒、流感、
疤痕、壓力和緊張、各種傷口、皺紋

注意事項
避免使用久放或氧化的精油

數千年以來，乳香不僅應用於焚香儀式和香水
中，也用於治療因創傷而導致的瘀血、腫脹和
疼痛。乳香精油能夠消除皺紋和細紋，調入抗
老化精華液或乳霜中，得以減少歲月在身上留
下的痕跡。乳香具有強大的消毒能力，擴香後
可淨化房內的空氣並支持免疫系統，幫助縮短
妳或孩子的生病時間。

天竺葵 Geranium

Pelargonium graveolens

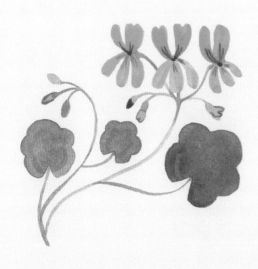

天竺葵精油的甜甜香氣能喚起童年感受，使妳彷彿自由奔跑在花朵盛開的野地裡。這瓶花香滿溢的精油，對於妳可能面臨的肌膚問題，絕對是最佳選擇之一：它能夠紓緩痤瘡和各種輕微的皮膚症狀，包含割傷、擦傷和其他各類傷口。天竺葵對生理痛等各式女性生殖系統問題也有助益，取適當滴數加入基底油中，塗抹按摩於腹部和下背處，可以緩解生理期的疼痛、悶脹和神經耗弱感。

完美搭配

洋甘菊、各種柑橘類精油、絲柏、薑、玫瑰草、廣藿香

可替代的精油

乳香、真正薰衣草、玫瑰、依蘭依蘭

藥用價值

抗憂鬱、抗出血、消炎、消毒、殺真菌、激勵、收斂止血、治療創傷

適用症狀

痤瘡、脹奶、瘀傷、痔瘡、蝨子、體癬、喉嚨痛、壓力和緊張、各種傷口、作為驅蟲劑

注意事項

皮膚可用的最高濃度──小於17.5％（即每30mL基底油加入不超過105滴精油）

薑 Ginger

Zingiber officinalis

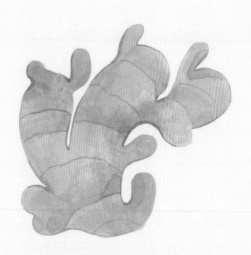

完美搭配
雪松、各種柑橘類精油、芫荽、乳香、天竺葵、玫瑰草

可替代的精油
荳蔻、肉桂、薑黃

藥用價值
止痛、消毒、抗痙攣、止咳、殺菌、祛風、祛痰、解熱

適用症狀
關節炎、卡他、循環、感冒、鼻塞、咳嗽、腸胃脹氣、流感、生理痛、肌肉疼痛、噁心

注意事項
皮膚可用的最高濃度——小於1%（即每30mL基底油加入不超過9滴精油）

辛辣而溫暖的薑是活力滿滿的藥草，已作為藥物使用了許多個世紀，其療效近年來正廣泛研究中。傳統上，薑精油多應用於消化問題，能紓緩噁心感、腸胃脹氣甚至是生理期不適。調入基底油後，薑能帶來溫暖的感受，有助於緩解肌肉痠痛和關節疼痛，自然減輕各種痛感。薑精油也能消解黏液，是搭配任何咳嗽或鼻塞軟膏的良好成分。

葡萄柚 Grapefruit

Citrus paradisi

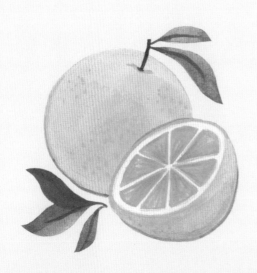

葡萄柚精油歡樂的香氣有助於緩解沮喪並提振任何場域的氣氛。這瓶令人愉悅的精油被應用在各種沐浴和身體用品內，而其中最誘人的功效在於擺脫浮肉和靜脈曲張。葡萄柚精油本身具有抗菌和消毒作用，擴香時可淨化空氣中的病原菌、支持免疫系統並令妳常保健康。當外用的濃度超過最高劑量建議時，此精油在陽光下可能引起光毒性反應。

完美搭配
各種柑橘類精油、快樂鼠尾草、乳香、天竺葵、薑、真正薰衣草

可替代的精油
芫荽、橘、甜橙

藥用價值
抗菌、抗憂鬱、消毒、收斂、殺菌、助消化、器具環境消毒、激勵

適用症狀
焦慮、浮肉、感冒、憂鬱、精疲力竭、流感、落髮、頭痛、用於支持免疫系統

注意事項
（當塗抹超過皮膚可用的最高濃度時）外用後避免日照；皮膚可用的最高濃度——小於4%（即每30mL基底油加入不超過36滴精油）；避免使用久放或氧化的精油

永久花 Helichrysum

Helichrysum italicum

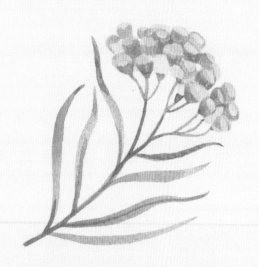

永久花更廣為人知的名字是蠟菊（immortelle，不凋花），其精油具有著名的肌膚療癒和凍齡抗老特質，有助於痤瘡、疤痕、傷口甚至是皺紋的照護。然而，永久花精油的專長不僅止於肌膚保養，它天然的消炎特質能夠緩解肌肉和關節疼痛，且幾乎可在瞬間止咳。本身兼具消毒和抗敏感作用，擴香永久花精油能同時處理空氣中的病原菌和過敏原，一舉兩得。

完美搭配
洋甘菊、各種柑橘類精油、絲柏、天竺葵、真正薰衣草、依蘭依蘭

可替代的精油
乳香、真正薰衣草、檀香

藥用價值
抗過敏、消炎、抗微生物、止咳、消毒、祛痰、殺真菌、安撫神經

適用症狀
痤瘡、過敏、氣喘、支氣管炎、感冒、咳嗽、濕疹、流感、肌肉疼痛、各種傷口

注意事項
懷孕期間，以及生理期血量過多者忌用

真正薰衣草 Lavender

Lavandula angustifolia

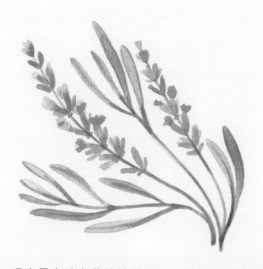

現今最多才多藝的精油之一，任何妳期望精油能為妳達成的任務，真正薰衣草幾乎都可以辦到。真正薰衣草精油具有高度抗菌、消毒、抗病毒和抗真菌能力，同時卻仍溫和得足以予寶寶使用。其修復傷口的效果及多功能的特性堪比茶樹，而安撫焦躁情緒和緩解疲累肌肉的作用更是眾所皆知。真正薰衣草精油最常應用於助眠和紓緩疼痛，但它同時也能穩定受到驚嚇或刺激的小小孩。將它加入基底油中並塗抹在燒燙傷、割傷和擦傷處，可以治療並預防各類型的疤痕。

完美搭配
雪松、洋甘菊、各種柑橘類精油、芫荽、西伯利亞冷杉、甜馬鬱蘭

可替代的精油
洋甘菊、芫荽、甜馬鬱蘭

藥用價值
止痛、抗癲癇、抗憂鬱、抗真菌、消炎、抗微生物、消毒、抗痙攣、抗病毒、祛風、鎮定、治療創傷

適用症狀
燒燙傷、咳嗽、感冒、皮膚炎、濕疹、流感、頭痛、肌肉疼痛、壓力和緊張、各種傷口

注意事項
暫無

檸檬 Lemon

Citrus limon

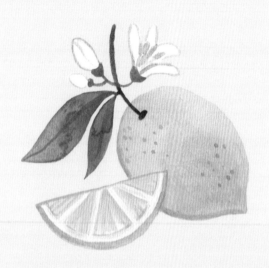

檸檬精油的氣味好比鮮摘現剖的檸檬，是世界上最具辨識度的香氣之一。天生的消毒和抗微生物特質，使其被廣泛應用於各種居家清潔產品內，甚至也能擴香在空氣裡以殺死屋內病原菌。使用冷壓萃取法的檸檬精油於皮膚上時，若超過最高建議濃度，在陽光下可能引起光毒性反應。因此，蒸餾法萃取的檸檬精油更適合用於肌膚保養，它不含有冷壓萃取法的致光毒性成分。

完美搭配
雪松、各種柑橘類精油、西伯利亞冷杉、乳香、真正薰衣草、橙花

可替代的精油
佛手柑、甜橙、甌柑

藥用價值
抗微生物、抗痙攣、消毒、收斂、殺菌、祛風、解熱、殺蟲

適用症狀
痤瘡、氣喘、浮肉、循環、感冒、發燒、流感、疤痕、靜脈曲張、病毒疣

注意事項
（當塗抹超過皮膚可用的最高濃度時）外用後避免日照；皮膚可用的最高濃度——小於2%（即每30mL基底油加入不超過18滴精油）；避免使用久放或氧化的精油

甜馬鬱蘭 Marjoram

Origanum majorana

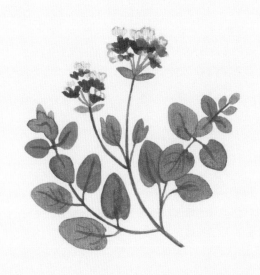

在烹飪界十分知名的甜馬鬱蘭，其實也作為醫療藥草被應用了許多個世紀。帶來平靜感的甜馬鬱蘭精油，作用就如同其藥草，特別擅長紓緩肌肉痠痛、平定痙攣性咳嗽及處理頭痛。與真正薰衣草精油搭配、混入基底油後，它倆簡直無所不能：從減輕各式疼痛、停下痙攣到哄睡小小孩們都不成問題。溫和的甜馬鬱蘭精油具有消毒、抗病毒和殺菌特質，能為任何兒童專用的殺菌擴香複方增益。

完美搭配
雪松、洋甘菊、各種柑橘類精油、真正薰衣草、沼澤茶樹、茶樹

可替代的精油
西伯利亞冷杉、薑、真正薰衣草

藥用價值
止痛、消毒、抗痙攣、抗病毒、殺菌、祛風、祛痰、殺真菌、鎮定、治療創傷

適用症狀
氣喘、支氣管炎、瘀傷、感冒、鼻塞、咳嗽、腸胃脹氣、流感、頭痛、肌肉疼痛、壓力和緊張

注意事項
暫無

橙花 Neroli

Citrus aurantium

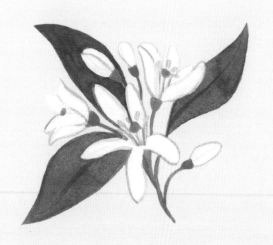

橙花是源自於苦橙樹的三種精油之一，由苦橙花萃取，其細緻而甜美的氣味能點亮任何場域的氣氛，使正在經歷悲傷、憂鬱或緊張者得以釋放。橙花精油也大量應用於各種肌膚保養的產品中，能提升膚質健康、減少細紋和皺紋。

完美搭配
洋甘菊、各種柑橘類精油、芫荽、乳香、薑、真正薰衣草

可替代的精油
佛手柑、天竺葵、真正薰衣草

藥用價值
抗憂鬱、消毒、抗痙攣、殺菌、祛風、助消化、殺真菌、激勵

適用症狀
焦慮、循環、憂鬱、腸胃脹氣、疤痕、驚嚇、壓力和緊張、妊娠紋、微細血管擴張、皺紋

注意事項
暫無

廣藿香 Patchouli

Pogostemon cablin

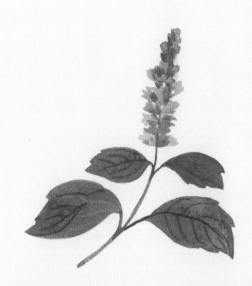

完美搭配
雪松、洋甘菊、各種柑橘類精油、芫荽、真正薰衣草、檀香

可替代的精油
乳香、天竺葵、真正薰衣草

藥用價值
抗憂鬱、消炎、抗微生物、消毒、抗病毒、殺菌、祛風、解熱、殺真菌

適用症狀
痤瘡、香港腳、感冒、皮膚炎、濕疹、發燒、流感、真菌感染、壓力、各種傷口、皺紋、作為驅蟲劑

注意事項
暫無

廣藿香因嬉皮們（hippies）的大量使用而廣為人知，在某種程度上已成為嬉皮文化的代表性亮點。然而，這種具有泥土氣味的精油，實際上有更多用途，廣藿香精油療癒肌膚的效果知名，有助於減少細紋、皺紋、疤痕甚至是妊娠紋出現；其抗真菌特質也能夠處理香港腳、體癬和其他真菌感染問題。擴香時，廣藿香有助於紓緩神經緊張、提升專注力，甚至是驅蟲。

苦橙葉 Petitgrain

Citrus aurantium

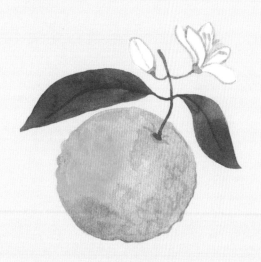

苦橙葉是源自於苦橙樹的三種精油之一，由葉片和嫩枝萃取，屬於安撫和鼓舞情緒的精油，有助於減輕憂鬱、壓力和焦慮。與真正薰衣草精油混合時，苦橙葉能幫助停止思慮，使妳更快入眠。具有消毒作用的苦橙葉，也很適合治療痤瘡或加入其他肌膚保養品中。

完美搭配
雪松、各種柑橘類精油、快樂鼠尾草、乳香、真正薰衣草、甜馬鬱蘭

可替代的精油
佛手柑、橙花、甜橙

藥用價值
抗憂鬱、消毒、抗痙攣、助消化、安撫神經、鎮定、激勵（消化）、健胃、滋補

適用症狀
痤瘡、多汗、腸胃脹氣、落髮、失眠、壓力

注意事項
暫無

歐洲赤松 Pine

Pinus Sylvestris

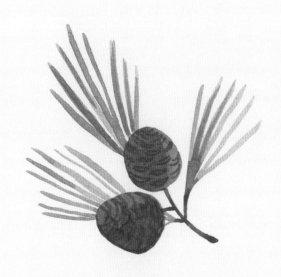

歐洲赤松精油以其治療呼吸道的特質而聞名，適合加入兒童用的呼吸道軟膏中，比起尤加利是更溫和而安全的選擇。因具有排出肺部黏液的特質，擴香歐洲赤松精油能有效處理鼻塞、咳嗽和鼻竇炎；散布至所有居家空間後，它能殺死病原菌和減少過敏原——因此常被加入清潔用品中。

完美搭配
雪松、香茅、各種柑橘類精油、快樂鼠尾草、乳香、雲杉

可替代的精油
絲柏、西伯利亞冷杉、雲杉

藥用價值
抗微生物、抗神經痛、消毒、抗病毒、抗菌、祛痰、引赤劑、激勵

適用症狀
氣喘、支氣管炎、卡他、循環、感冒、鼻塞、咳嗽、流感、疲憊、蝨子、肌肉疼痛

注意事項
避免使用久放或氧化的精油

沼澤茶樹 Rosalina

Melaleuca ericifolia

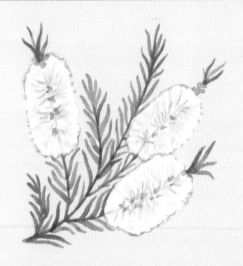

沼澤茶樹在澳洲被稱為「薰衣草茶樹」，其精油尚不如茶樹或薰衣草般知名，但它絕對有同等潛力。製作呼吸道軟膏或擴香複方給孩子使用時，極溫和的特性使它成為替代尤加利精油的完美選項。沼澤茶樹精油善於緩解季節性的不適、鎮定咳嗽和暢通呼吸道，能使呼吸更為順暢。擁有類似茶樹和薰衣草的多種特質，沼澤茶樹也能清潔和治療開放性傷口、皮膚炎，甚至是痤瘡。

完美搭配
摩洛哥藍艾菊、各種柑橘類精油、芫荽、西伯利亞冷杉、真正薰衣草、玫瑰草、茶樹

可替代的精油
真正薰衣草、甜馬鬱蘭、茶樹

藥用價值
止痛、抗菌、消毒、抗痙攣、抗病毒、消炎、祛痰、解熱、溶解黏液、鎮定

適用症狀
氣喘、過敏、卡他、循環、感冒、咳嗽、鼻塞、發燒、流感、失眠、肌肉疼痛、壓力和緊張

注意事項
暫無

澳洲檀香 Sandalwood（Australian）

Santalum spicatum

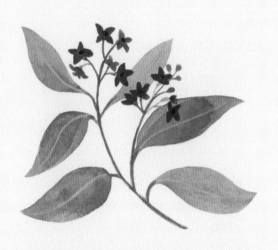

檀香應用於澳洲傳統醫療中已有數個世紀，其放鬆思緒和紓緩緊繃的特質獲得高度肯定。這種微甜、帶有木質馨香氣味的精油，能幫助人們在睡前或冥想時關閉思緒。選擇澳洲檀香代替瀕危的印度檀香，是更具生態責任的做法。檀香同時也經常見於肌膚保養品中，對於痤瘡、疤痕十分有效，甚至也能減少細紋和皺紋的發生。

完美搭配
雪松、洋甘菊、各種柑橘類精油、乳香、真正薰衣草、廣藿香

可替代的精油
黑胡椒、快樂鼠尾草、乳香、永久花

藥用價值
抗憂鬱、消毒、抗痙攣、殺菌、祛風、祛痰、殺真菌、殺蟲、鎮定

適用症狀
痤瘡、支氣管炎、卡他、感冒、咳嗽、憂鬱、流感、失眠、噁心、肌肉疼痛

注意事項
暫無

綠薄荷 Spearmint

Mentha spicata

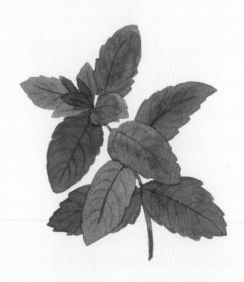

綠薄荷帶有甜美芬芳的清香，雖然薄荷醇的含量較低，卻仍與胡椒薄荷保有相似的特質和用法，溫和且更加適用於孕婦和幼兒的日常照護之中。將綠薄荷精油以基底油稀釋並塗抹於腹部，能夠緩解噁心和脹氣；擴香時，它也能減少壓力和焦慮，同時促進集中與專注。

完美搭配
各種柑橘類精油、真正薰衣草、甜馬鬱蘭、沼澤茶樹、香草

可替代的精油
薑、葡萄柚、沼澤茶樹

藥用價值
麻醉、止痛、消毒、抗痙攣、祛風、解充血、祛痰、解熱、安撫神經、激勵

適用症狀
痤瘡、氣喘、感冒、鼻塞、皮膚炎、發燒、流感、腸胃脹氣、頭痛、噁心、嘔吐

注意事項
皮膚可用的最高濃度——小於1.7%（即每30mL基底油加入不超過16滴精油）

甜橙 Sweet Orange

Citrus sinensis

甜橙精油源自於果皮，氣味充溢著明亮而飽滿的柑橘果香。和大多數柑橘精油不同，甜橙一般並不具光毒性，且因含有90%的檸檬烯——許多天然家用清潔劑和殺蟲劑的成分，使它在居家和園藝產品中應用廣泛。甜橙精油的溫和程度足以供寶寶使用，而它的強烈效果卻也足以在妳的家人感冒或流感時有效對抗病原菌。

完美搭配
雪松、洋甘菊、肉桂、各種柑橘類精油、芫荽、乳香、薑、真正薰衣草

可替代的精油
葡萄柚、橘、甌柑

藥用價值
抗菌、抗憂鬱、消炎、消毒、抗痙攣、殺菌、祛風、助消化、祛痰、殺真菌、鎮定

適用症狀
痤瘡、焦慮、浮肉、感冒、鼻塞、咳嗽、流感、失眠、肌肉痙攣、噁心、壓力

注意事項
避免使用久放或氧化的精油

茶樹 Tea Tree

Melaleuca alternifolia

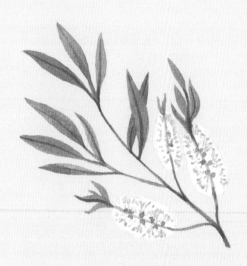

作為世界上最知名且應用最廣的精油之一，遇到切傷、感染和真菌問題時，茶樹都是治療皮膚不可或缺的存在。茶樹精油是優異的殺真菌劑，有助於清除浴室和廚房裡的真菌與黴菌；加入澆花器中，妳甚至能處理那些被真菌感染的植物。天然的消毒作用和極致的清潔效果，使茶樹能透過擴香消滅藉空氣傳播的病菌與過敏原；也是各種天然痘痘產品中的明星成分，能在清除感染的同時紓緩發炎的肌膚。

完美搭配
雪松、洋甘菊、各種柑橘類精油、真正薰衣草、甜馬鬱蘭、苦橙葉

可替代的精油
天竺葵、真正薰衣草、甜馬鬱蘭

藥用價值
抗傳染、消炎、消毒、抗病毒、殺菌、祛痰、殺真菌、激勵免疫、治療創傷

適用症狀
痤瘡、氣喘、香港腳、支氣管炎、燒燙傷、卡他、水痘、感冒、唇皰疹、鼻塞、咳嗽、發燒、流感、鵝口瘡、各種傷口

注意事項
皮膚可用的最高濃度——小於15％（即每30mL基底油加入不超過90滴精油）；避免使用久放或氧化的精油

依蘭依蘭 Ylang-Ylang

Cananga odorata

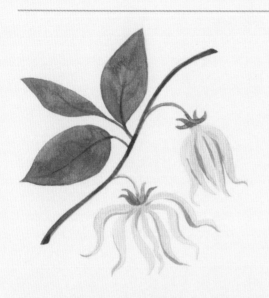

完美搭配
洋甘菊、各種柑橘類精油、薑、玫瑰草、苦橙葉、玫瑰

可替代的精油
天竺葵、真正薰衣草、橙花

藥用價值
抗菌、抗憂鬱、抗真菌、抗傳染、消炎、消毒、降血壓、安撫神經、鎮定

適用症狀
痤瘡、焦慮、憂鬱、落髮、高血壓、失眠、肌肉痙攣、壓力和緊張、用於肌膚保養

注意事項
2歲以下兒童避免使用於肌膚；避免用於過敏、患病或受損的肌膚；皮膚可用的最高濃度──小於0.8％（即每30mL基底油加入不超過7滴精油）

來自南太平洋的依蘭依蘭精油，聞起來就像它蒸餾前的花朵般、飽含濃烈的甜香，少量取用即可達到深遠效果，添加過量時妳將被它的香氣擊倒。加入擴香器中，依蘭依蘭能提振空間的情緒氛圍，在妳備受壓力時平靜心神；調入基底油後，依蘭依蘭則成為浪漫時刻的完美按摩油。

附錄 A
產程精油工具包

無論打算在家中或醫院生產，每位母親都需要準備一份簡易的精油工具包，用以應付任何產程中的突發狀況。

快樂鼠尾草

雖然懷孕期間禁止使用，但快樂鼠尾草精油卻是生產過程中的必備品：它能促進及加強宮縮頻率和力道，同時減少肌肉疼痛，並緩解壓力與焦慮。

葡萄柚

這瓶清新且振奮的精油，不僅能抗菌和消毒，也能在安撫緊張與焦慮的同時提振精神。葡萄柚精油也有助於處理產程中的噁心和嘔吐症狀。

真正薰衣草

這瓶多功能的精油幾乎可以應用在所有階段的產程中，以減輕疼痛及安撫緊張。真正薰衣草精油具有消毒和抗菌特質，也能用於消除手上和空氣中的病原菌。

羅馬洋甘菊

洋甘菊精油使人平靜和放鬆，不僅用於消炎，也是天然的助消化劑，能改善生產過程中的噁心感。這瓶快樂的精油與葡萄柚十分合拍，當情況變得緊繃膠著時，兩者搭配使用可有效放鬆空間內的氛圍。

沼澤茶樹

沼澤茶樹精油善於清潔，具有抗菌和消毒特質，和真正薰衣草一樣溫和且萬用。作為取代尤加利的溫和選項，擴香沼澤茶樹能淨化空氣、支持呼吸系統的健康。它同時也是天然的止痛劑，稀釋在基底油中並塗抹在肚子和後背，有助於減輕部分生產痛。

綠薄荷

綠薄荷是胡椒薄荷的溫和版本，最好準備一瓶在手邊以處理產程中發生的任何噁心或嘔吐症狀。擴香時，這瓶振奮、開心的精油能減少壓力和焦慮，同時促進專注。

附錄 B

疾病與適用精油速查表

懷孕期間

疾 病	精 油 建 議	精 油 用 法
痤瘡	雪松、洋甘菊、天竺葵、真正薰衣草、玫瑰草、沼澤茶樹、甜橙、茶樹	蒸氣吸入、肌膚塗抹
過敏	摩洛哥藍艾菊、德國洋甘菊、絲柏、西伯利亞冷杉、乳香、真正薰衣草、檸檬、沼澤茶樹、甜橙	擴香或隨身吸嗅、蒸氣吸入
焦慮	佛手柑、雪松、洋甘菊、芫荽、葡萄柚、真正薰衣草、檸檬、橙花、檀香、甜橙、香草、依蘭依蘭	擴香或隨身吸嗅、空間噴霧、肌膚塗抹
背痛	黑胡椒、絲柏、西伯利亞冷杉、永久花、杜松、真正薰衣草、甜馬鬱蘭、沼澤茶樹、綠薄荷	泡澡、肌膚塗抹
乳房觸痛	洋甘菊、絲柏、乳香、天竺葵、葡萄柚、永久花、真正薰衣草、甜馬鬱蘭、沼澤茶樹、依蘭依蘭	按摩、肌膚塗抹
腕隧道症候群	絲柏、乳香、薑、永久花、真正薰衣草、甜馬鬱蘭、沼澤茶樹、綠薄荷、CO_2 薑黃	按摩、肌膚塗抹
便祕	洋甘菊、蒔蘿全株、乳香、薑、檸檬、苦橙葉、綠薄荷、甜橙	按摩、肌膚塗抹
感冒和流感	摩洛哥藍艾菊、洋甘菊、各種柑橘類、絲柏、西伯利亞冷杉、乳香、杜松、真正薰衣草、甜馬鬱蘭、玫瑰草、歐洲赤松、沼澤茶樹、綠薄荷、雲杉、茶樹	泡澡、冷敷、擴香或隨身吸嗅

疾　病	精　油　建　議	精　油　用　法
咳嗽	摩洛哥藍艾菊、洋甘菊、絲柏、西伯利亞冷杉、乳香、真正薰衣草、檸檬、歐洲赤松、沼澤茶樹、綠薄荷、雲杉、茶樹	擴香或隨身吸嗅、肌膚塗抹
憂鬱	佛手柑、洋甘菊、快樂鼠尾草、乳香、天竺葵、葡萄柚、真正薰衣草、橙花、廣藿香、苦橙葉、檀香、甜橙、依蘭依蘭	擴香或隨身吸嗅
暈眩	洋甘菊、絲柏、西伯利亞冷杉、乳香、薑、葡萄柚、杜松、真正薰衣草、檸檬、沼澤茶樹、綠薄荷、甜橙	擴香或隨身吸嗅
耳道感染	洋甘菊、乳香、真正薰衣草、甜馬鬱蘭、玫瑰草、沼澤茶樹、茶樹	肌膚塗抹、外用
水腫和腫脹	洋甘菊、絲柏、天竺葵、薑、葡萄柚、杜松、真正薰衣草、檸檬、沼澤茶樹、綠薄荷、茶樹	泡澡、按摩、肌膚塗抹
胎位	沼澤茶樹、綠薄荷	按摩、肌膚塗抹
B群鏈球菌／細菌性陰道炎	真正薰衣草、玫瑰草、沼澤茶樹、茶樹	坐浴、外用
頭痛	黑胡椒、摩洛哥藍艾菊、洋甘菊、絲柏、西伯利亞冷杉、乳香、永久花、杜松、真正薰衣草、甜馬鬱蘭、橙花、苦橙葉、沼澤茶樹、綠薄荷	泡澡、擴香或隨身吸嗅、按摩、肌膚塗抹
心口灼熱	佛手柑、洋甘菊、芫荽、絲柏、薑、葡萄柚、真正薰衣草、檸檬、甜馬鬱蘭、橙花、甜橙、綠薄荷	擴香或隨身吸嗅、肌膚塗抹
痔瘡	雪松、洋甘菊、絲柏、乳香、天竺葵、永久花、杜松、檀香	坐浴、肌膚塗抹

疾 病	精 油 建 議	精 油 用 法
失眠	佛手柑、雪松、洋甘菊、芫荽、乳香、真正薰衣草、橘、苦橙葉、檀香、甜橙、岩蘭草	泡澡、擴香或隨身吸嗅、按摩、肌膚塗抹
腿部抽筋	洋甘菊、絲柏、西伯利亞冷杉、乳香、永久花、杜松、真正薰衣草、檸檬、甜馬鬱蘭、苦橙葉、沼澤茶樹	泡澡、按摩、肌膚塗抹
孕婦晨吐	佛手柑、洋甘菊、薑、葡萄柚、檸檬、苦橙葉、綠薄荷、甜橙	擴香或隨身吸嗅
子癲前症	佛手柑、摩洛哥藍艾菊、洋甘菊、芫荽、乳香、天竺葵、真正薰衣草、橘、苦橙葉、沼澤茶樹、檀香、甜橙、岩蘭草、依蘭依蘭	擴香或隨身吸嗅、按摩、空間噴霧、肌膚塗抹
孕期疲倦	佛手柑、芫荽、絲柏、西伯利亞冷杉、天竺葵、薑、葡萄柚、檸檬、檸檬尤加利、歐洲赤松	擴香或隨身吸嗅、按摩、肌膚塗抹
妊娠搔癢性蕁麻疹樣丘疹及斑塊	摩洛哥藍艾菊、洋甘菊、天竺葵、永久花、真正薰衣草、廣藿香、沼澤茶樹、檀香、綠薄荷	泡澡、肌膚塗抹
子宮圓韌帶疼痛	黑胡椒、摩洛哥藍艾菊、洋甘菊、絲柏、西伯利亞冷杉、乳香、薑、永久花、真正薰衣草、甜馬鬱蘭、苦橙葉、沼澤茶樹、檀香、綠薄荷、依蘭依蘭	按摩、肌膚塗抹
坐骨神經痛	黑胡椒、絲柏、西伯利亞冷杉、真正薰衣草、甜馬鬱蘭、苦橙葉、沼澤茶樹、綠薄荷、CO_2 薑黃	泡澡、按摩、肌膚塗抹
妊娠紋	摩洛哥藍艾菊、洋甘菊、乳香、天竺葵、永久花、真正薰衣草、檸檬、橙花、廣藿香、檀香	按摩、肌膚塗抹

疾 病	精 油 建 議	精 油 用 法
泌尿道感染	真正薰衣草、沼澤茶樹、茶樹	坐浴、外用
靜脈曲張	摩洛哥藍艾菊、雪松、洋甘菊、絲柏、西伯利亞冷杉、乳香、天竺葵、薑、葡萄柚、永久花、杜松、真正薰衣草、檸檬、橙花、沼澤茶樹、檀香	坐浴、按摩、外用
白色念珠菌／黴菌性陰道炎	雪松、洋甘菊、芫荽、乳香、天竺葵、葡萄柚、真正薰衣草、檸檬、橘、甜橙、甌柑、茶樹	外用

產程、分娩、產後和哺乳期間

疾 病	精 油 建 議	精 油 用 法
焦慮	佛手柑、洋甘菊、快樂鼠尾草、芫荽、葡萄柚、真正薰衣草、檸檬、橙花、苦橙葉、檀香、甜橙、香草、依蘭依蘭	擴香或隨身吸嗅、空間噴霧
產後痛	膠冷杉、佛手柑、黑胡椒、洋甘菊、芫荽、絲柏、西伯利亞冷杉、天竺葵、薑、永久花、茉莉、真正薰衣草、檸檬、甜馬鬱蘭、苦橙葉、沼澤茶樹、雲杉、甌柑	熱敷、按摩、肌膚塗抹
下背痛	佛手柑、黑胡椒、洋甘菊、芫荽、絲柏、西伯利亞冷杉、乳香、薑、永久花、真正薰衣草、檸檬、甜馬鬱蘭、苦橙葉、沼澤茶樹、甌柑、雲杉	按摩、肌膚塗抹、噴劑
產後背痛	膠冷杉、佛手柑、黑胡椒、洋甘菊、芫荽、絲柏、西伯利亞冷杉、乳香、薑、永久花、真正薰衣草、檸檬、甜馬鬱蘭、苦橙葉、沼澤茶樹、甌柑、雲杉、CO_2 薑黃	噴劑、按摩、肌膚塗抹

疾病	精油建議	精油用法
乳腺管阻塞和乳腺炎	膠冷杉、佛手柑、黑胡椒、洋甘菊、芫荽、絲柏、西伯利亞冷杉、乳香、薑、永久花、檸檬、真正薰衣草、甜馬鬱蘭、橙花、沼澤茶樹、雲杉、甌柑	熱敷、按摩、肌膚塗抹
血壓	佛手柑、摩洛哥藍艾菊、雪松、洋甘菊、快樂鼠尾草、芫荽、乳香、真正薰衣草、橘、甜馬鬱蘭、苦橙葉、沼澤茶樹、檀香、甌柑、香草、岩蘭草、依蘭依蘭	擴香或隨身吸嗅
宮縮	佛手柑、洋甘菊、雪松、芫荽、絲柏、西伯利亞冷杉、乳香、葡萄柚、杜松、真正薰衣草、檸檬、檸檬尤加利、廣藿香、苦橙葉、沼澤茶樹、綠薄荷、甜橙、快樂鼠尾草	擴香或隨身吸嗅、按摩、肌膚塗抹
剖腹產後保養	雪松、洋甘菊、乳香、天竺葵、永久花、真正薰衣草、檸檬、橙花、玫瑰草、甜橙、甌柑	擴香或隨身吸嗅、肌膚塗抹、清潔噴霧
會陰切開術後保養	洋甘菊、絲柏、西伯利亞冷杉、乳香、天竺葵、永久花、真正薰衣草、檸檬、甜馬鬱蘭、玫瑰草、廣藿香、檀香、甜橙、甌柑、茶樹	坐浴、肌膚塗抹、清潔噴霧
生產疲憊	佛手柑、黑胡椒、雪松、芫荽、西伯利亞冷杉、天竺葵、薑、葡萄柚、杜松、檸檬、玫瑰草、苦橙葉、歐洲赤松、綠薄荷、雲杉、甜橙、甌柑	擴香或隨身吸嗅、空間噴霧
殺菌	佛手柑、雪松、洋甘菊、芫荽、絲柏、西伯利亞冷杉、乳香、天竺葵、葡萄柚、永久花、真正薰衣草、檸檬、橘、甜馬鬱蘭、橙花、苦橙葉、沼澤茶樹、檀香、甜橙、甌柑	擴香或隨身吸嗅、手部清潔品、外用

疾 病	精 油 建 議	精 油 用 法
落髮	黑胡椒、雪松、洋甘菊、快樂鼠尾草、芫荽、絲柏、西伯利亞冷杉、乳香、天竺葵、杜松、真正薰衣草、檸檬、玫瑰草、廣藿香、歐洲赤松、檀香、綠薄荷、甜橙、茶樹、岩蘭草、依蘭依蘭	按摩、潤絲噴霧、肌膚塗抹
泌乳	快樂鼠尾草、葫蘆巴、天竺葵	噴劑、按摩、肌膚塗抹
噁心	佛手柑、洋甘菊、蒔蘿全株、薑、葡萄柚、檸檬、橘、綠薄荷、甜橙、甌柑	擴香或隨身吸嗅、肌膚塗抹
乳頭乾燥／龜裂	摩洛哥藍艾菊、洋甘菊、天竺葵、永久花、真正薰衣草、橙花、玫瑰、甜橙	肌膚塗抹
產後憂鬱	佛手柑、雪松、洋甘菊、快樂鼠尾草、芫荽、天竺葵、葡萄柚、真正薰衣草、檸檬、橙花、苦橙葉、檀香、甜橙、香草、依蘭依蘭	體香噴霧、擴香或隨身吸嗅、肌膚塗抹
產後陰道保養	雪松、洋甘菊、絲柏、西伯利亞冷杉、乳香、永久花、真正薰衣草、檸檬、橘、甜馬鬱蘭、橙花、廣藿香、檀香、甜橙、茶樹	坐浴、熱敷、外用
乳房疼痛	摩洛哥藍艾菊、洋甘菊、乳香、天竺葵、薑、永久花、真正薰衣草、甜馬鬱蘭、廣藿香、苦橙葉、沼澤茶樹、檀香、依蘭依蘭	熱敷、按摩、肌膚塗抹
加速產程	芫荽、絲柏、西伯利亞冷杉、乳香、天竺葵、茉莉、杜松、真正薰衣草、玫瑰、依蘭依蘭、快樂鼠尾草	擴香或隨身吸嗅
轉換期	佛手柑、洋甘菊、快樂鼠尾草、芫荽、乳香、檸檬、橘、甜橙、甌柑、香草	擴香或隨身吸嗅、空間噴霧、肌膚塗抹

嬰兒及孩童

疾 病	精 油 建 議	精 油 用 法
過敏	摩洛哥藍艾菊、洋甘菊、香茅、絲柏、西伯利亞冷杉、乳香、葡萄柚、杜松、真正薰衣草、檸檬、歐洲赤松、沼澤茶樹、綠薄荷、雲杉、甜橙	擴香或隨身吸嗅
焦慮	佛手柑、雪松、洋甘菊、芫荽、乳香、檀香、甜橙、香草	擴香或隨身吸嗅、按摩、空間噴霧、肌膚塗抹
氣喘	摩洛哥藍艾菊、洋甘菊、香茅、絲柏、西伯利亞冷杉、乳香、葡萄柚、杜松、真正薰衣草、檸檬、檸檬尤加利、歐洲赤松、沼澤茶樹、綠薄荷、雲杉、甜橙	泡澡、擴香或隨身吸嗅、肌膚塗抹
運動員腳病（香港腳、足癬）	雪松、洋甘菊、芫荽、乳香、天竺葵、葡萄柚、真正薰衣草、檸檬、橘、歐洲赤松、甌柑、茶樹	足浴、肌膚塗抹、外用
龜頭炎	洋甘菊、天竺葵、真正薰衣草、玫瑰草、茶樹	坐浴、肌膚塗抹
入睡恐懼	洋甘菊、真正薰衣草、甌柑、香草	擴香或隨身吸嗅、空間噴霧
水疱	雪松、洋甘菊、絲柏、西伯利亞冷杉、天竺葵、真正薰衣草、檸檬、甜馬鬱蘭、橙花、玫瑰草、苦橙葉、沼澤茶樹、甜橙、茶樹	足浴、肌膚塗抹、清潔噴劑
支氣管炎	洋甘菊、絲柏、西伯利亞冷杉、乳香、薑、真正薰衣草、檸檬、甜馬鬱蘭、玫瑰草、苦橙葉、歐洲赤松、沼澤茶樹、檀香、綠薄荷、雲杉、茶樹	擴香或隨身吸嗅、按摩、蒸氣錠、肌膚塗抹
昆蟲叮咬或螫傷	摩洛哥藍艾菊、洋甘菊、芫荽、絲柏、乳香、天竺葵、杜松、真正薰衣草、甜馬鬱蘭、橙花、玫瑰草、廣藿香、苦橙葉、歐洲赤松、沼澤茶樹、玫瑰、檀香、綠薄荷、茶樹	肌膚塗抹

疾 病	精 油 建 議	精 油 用 法
驅蟲	雪松、天竺葵、葡萄柚、真正薰衣草、檸檬、橘、甜馬鬱蘭、廣藿香、歐洲赤松、沼澤茶樹、綠薄荷、甜橙、甌柑、茶樹	身體噴霧、蠟燭、肌膚塗抹
燒燙傷和曬傷	摩洛哥藍艾菊、洋甘菊、乳香、天竺葵、真正薰衣草、沼澤茶樹、綠薄荷	肌膚塗抹
卡他	洋甘菊、絲柏、西伯利亞冷杉、乳香、薑、真正薰衣草、甜馬鬱蘭、玫瑰草、苦橙葉、歐洲赤松、沼澤茶樹、檀香、綠薄荷、雲杉、茶樹	擴香或隨身吸嗅、蒸氣鹽、肌膚塗抹
水痘	芫荽、乳香、天竺葵、真正薰衣草、甜馬鬱蘭、橙花、玫瑰草、苦橙葉、玫瑰、綠薄荷、甜橙、茶樹	泡澡、擴香或隨身吸嗅、肌膚塗抹
包皮環割術	薰衣草純露	熱敷、肌膚塗抹、清潔噴霧
感冒	肉桂、絲柏、西伯利亞冷杉、乳香、真正薰衣草、檸檬、甜馬鬱蘭、玫瑰草、沼澤茶樹、綠薄荷、茶樹	泡澡、擴香或隨身吸嗅、外用
唇皰疹	洋甘菊、芫荽、天竺葵、真正薰衣草、檸檬、沼澤茶樹、茶樹	肌膚塗抹
腸絞痛	羅馬洋甘菊純露	泡澡、身體噴霧、肌膚塗抹
鼻塞	雪松、絲柏、西伯利亞冷杉、乳香、杜松、真正薰衣草、檸檬、檸檬尤加利、沼澤茶樹、歐洲赤松、綠薄荷、雲杉、茶樹	擴香或隨身吸嗅、蒸氣鹽
便祕	洋甘菊、芫荽、蒔蘿全株、乳香、薑、檸檬、苦橙葉、綠薄荷、甜橙	按摩、肌膚塗抹

疾 病	精 油 建 議	精 油 用 法
咳嗽	洋甘菊、絲柏、西伯利亞冷杉、乳香、薑、真正薰衣草、甜馬鬱蘭、苦橙葉、歐洲赤松、沼澤茶樹、檀香、綠薄荷、雲杉	擴香或隨身吸嗅、按摩、肌膚塗抹
乳痂	薰衣草純露	肌膚塗抹
哮吼	黑胡椒、雪松、洋甘菊、絲柏、乳香、真正薰衣草、檸檬、甜馬鬱蘭、玫瑰草、歐洲赤松、沼澤茶樹、檀香、雲杉	擴香或隨身吸嗅、按摩、肌膚塗抹
割傷和擦傷	摩洛哥藍艾菊、雪松、洋甘菊、絲柏、西伯利亞冷杉、乳香、天竺葵、永久花、真正薰衣草、檸檬、玫瑰草、玫瑰、甜橙、茶樹	肌膚塗抹、清潔噴霧
頭皮屑	佛手柑、雪松、洋甘菊、肉桂、芫荽、西伯利亞冷杉、天竺葵、葡萄柚、真正薰衣草、檸檬、玫瑰草、廣藿香、苦橙葉、沼澤茶樹、檀香、甜橙、甌柑、茶樹	頭皮噴霧、外用
尿布疹	摩洛哥藍艾菊、洋甘菊、乳香、天竺葵、真正薰衣草、檸檬、橙花、玫瑰草、苦橙葉、沼澤茶樹、甜橙	肌膚塗抹、清潔噴霧
腹瀉	洋甘菊、蒔蘿全株、薑、真正薰衣草、檸檬、苦橙葉、綠薄荷、甜橙	按摩、肌膚塗抹
皮膚乾燥	摩洛哥藍艾菊、胡蘿蔔籽、雪松、洋甘菊、芫荽、乳香、天竺葵、葡萄柚、永久花、真正薰衣草、檸檬、玫瑰草、廣藿香、苦橙葉、沼澤茶樹、玫瑰、檀香、甜橙	肌膚塗抹
耳痛和耳道感染	洋甘菊、乳香、真正薰衣草、甜馬鬱蘭、玫瑰草、沼澤茶樹、茶樹	按摩、肌膚塗抹

疾 病	精 油 建 議	精 油 用 法
濕疹和乾癬	摩洛哥藍艾菊、雪松、洋甘菊、芫荽、乳香、天竺葵、永久花、真正薰衣草、橙花、玫瑰草、廣藿香、茶樹	肌膚塗抹、沐浴露
發燒	洋甘菊、芫荽、絲柏、西伯利亞冷杉、葡萄柚、真正薰衣草、檸檬、甜馬鬱蘭、橙花、玫瑰草、苦橙葉、沼澤茶樹、綠薄荷、茶樹	泡澡、冷敷
殺菌和促進免疫	佛手柑、雪松、洋甘菊、芫荽、絲柏、乳香、天竺葵、葡萄柚、永久花、真正薰衣草、檸檬、橘、甜馬鬱蘭、橙花、苦橙葉、沼澤茶樹、檀香、甜橙、甌柑、茶樹	擴香或隨身吸嗅、肌膚塗抹
生長痛	洋甘菊、芫荽、絲柏、西伯利亞冷杉、永久花、杜松、真正薰衣草、檸檬、甜馬鬱蘭、沼澤茶樹、CO_2 薑黃	泡澡、按摩、肌膚塗抹
手足口症	洋甘菊、芫荽、天竺葵、永久花、真正薰衣草、橙花、玫瑰草、苦橙葉、沼澤茶樹、檀香、甜橙、茶樹	肌膚塗抹、漱口水
頭痛	黑胡椒、摩洛哥藍艾菊、洋甘菊、絲柏、西伯利亞冷杉、乳香、薑、永久花、杜松、真正薰衣草、甜馬鬱蘭、橙花、苦橙葉、沼澤茶樹、綠薄荷	擴香或隨身吸嗅、肌膚塗抹
頭蝨	雪松、天竺葵、真正薰衣草、玫瑰草、廣藿香、沼澤茶樹、綠薄荷、甜橙、茶樹	外用
痱子和熱衰竭	佛手柑、摩洛哥藍艾菊、洋甘菊、快樂鼠尾草、絲柏、西伯利亞冷杉、杜松、檸檬、玫瑰草、沼澤茶樹、綠薄荷	泡澡、冷敷、身體噴霧
蕁麻疹	摩洛哥藍艾菊、洋甘菊、永久花、真正薰衣草、檸檬、橙花、玫瑰草、沼澤茶樹、茶樹	溫敷、肌膚塗抹

疾 病	精 油 建 議	精 油 用 法
流行性感冒	佛手柑、摩洛哥藍艾菊、洋甘菊、肉桂葉、芫荽、絲柏、西伯利亞冷杉、葡萄柚、杜松、真正薰衣草、檸檬、甜馬鬱蘭、玫瑰草、苦橙葉、沼澤茶樹、甜橙、甌柑、茶樹	擴香或隨身吸嗅、肌膚塗抹
噁心和嘔吐	佛手柑、洋甘菊、蒔蘿全株、薑、葡萄柚、檸檬、橘、綠薄荷、甜橙、甌柑	擴香或隨身吸嗅
肺炎	雪松、芫荽、洋甘菊、絲柏、西伯利亞冷杉、乳香、薑、杜松、真正薰衣草、檸檬、檸檬尤加利、甜馬鬱蘭、玫瑰草、苦橙葉、沼澤茶樹、綠薄荷、甜橙、茶樹	擴香或隨身吸嗅、蒸氣錠、肌膚塗抹
野葛、橡樹和漆樹	摩洛哥藍艾菊、洋甘菊、絲柏、西伯利亞冷杉、乳香、天竺葵、杜松、橙花、歐洲赤松、真正薰衣草、甜馬鬱蘭、玫瑰草、廣藿香、沼澤茶樹、玫瑰、檀香、綠薄荷、茶樹	泡澡、肌膚塗抹
體癬	雪松、洋甘菊、芫荽、乳香、天竺葵、葡萄柚、真正薰衣草、橘、沼澤茶樹、甜橙、甌柑、茶樹	肌膚塗抹
睡眠	佛手柑、雪松、洋甘菊、快樂鼠尾草、芫荽、乳香、真正薰衣草、檸檬、橘、甜馬鬱蘭、橙花、苦橙葉、沼澤茶樹、檀香、甜橙、甌柑、纈草根、香草、依蘭依蘭	泡澡、擴香或隨身吸嗅、按摩、肌膚塗抹
打噴嚏	摩洛哥藍艾菊、洋甘菊、絲柏、西伯利亞冷杉、天竺葵、杜松、真正薰衣草、檸檬、沼澤茶樹、玫瑰、綠薄荷	擴香或隨身吸嗅
吸鼻子和流鼻涕	摩洛哥藍艾菊、雪松、洋甘菊、絲柏、西伯利亞冷杉、杜松、真正薰衣草、檸檬、甜馬鬱蘭、玫瑰草、沼澤茶樹、綠薄荷、雲杉、茶樹	擴香或隨身吸嗅

疾 病	精 油 建 議	精 油 用 法
喉嚨痛	洋甘菊、乳香、天竺葵、薑、永久花、真正薰衣草、檸檬、甜馬鬱蘭、沼澤茶樹、綠薄荷、茶樹	喉嚨噴劑、肌膚塗抹
長牙期不適	洋甘菊、真正薰衣草	肌膚塗抹
鵝口瘡	摩洛哥藍艾菊、洋甘菊、乳香、天竺葵、永久花、真正薰衣草、檸檬、橙花、玫瑰草、苦橙葉、沼澤茶樹、綠薄荷、甜橙、茶樹	外用
臍帶照護	薰衣草純露	外用
病毒疣	雪松、絲柏、天竺葵、真正薰衣草、檸檬、甜馬鬱蘭、沼澤茶樹、茶樹	肌膚塗抹

可信賴的精油品牌

AURA CACIA

Aura Cacia 自1982年起開始販售品質優良的精油,是地區商店和生活用品賣場中最廣受認可的品牌之一。他們仔細控管成分並確保其來源的永續性,同時也檢測每一批次的進貨,以保證精油的純淨及高品質。

哪裡買

妳可以從所在地區的各種天然食品店或連鎖商店找到 Aura Cacia 精油,也可以透過他們的網站(AuraCacia.com)、亞馬遜(Amazon)或其他網路商店購買。

評分

★★★★☆

主要特色

Aura Cacia 的複方精油聞起來非常棒,他們使用可永續發展的原料,並支持數個協助女性改變生活現狀的公益組織。

EDENS GARDEN

一間精油公司應以更甚於擔心損益的態度,關心他們的精油使用者──秉持著這樣的想法,一位媽媽從零開始逐步創立了 Edens Garden 精油。這個品牌是家族企業,不假手中間代理商,直接將品質優良的純精油販售給消費者。

哪裡買

Edens Garden 精油可以由官方網站(EdensGarden.com)或亞馬遜購得。若妳打算透過亞馬遜購買,請確保訂購頁面屬於官方商店而非其他未知賣家,以避免任何可能的摻假。

評分

★★★★☆

主要特色

他們販售一系列專為兒童調製的安全複方精油,價格實惠,且精油來源品質良好。

MOUNTAIN ROSE HERB

Mountain Rose Herb 是發源於俄勒岡州(Oregon)的精油和藥草公司,致力於販售高品質的有機藥草、精油、美容礦泥和其他天然原料,同時謹守嚴格的環保和環境友善標準。他們擁有俄勒岡耕作組織(Oregon Tilth Certified Organic, OTCO)及美國農業部(US Department of Agriculture, USDA)的有機認證,與猶太潔食認證(Earth Kosher-certified)和公平貿易認證(Fair Trade-certified),以及最令人驚豔的──他們是一間零廢棄認證(certified zero-waste)的公司。

哪裡買

妳可以透過官方網站(MountainRoseHerbs.com)購買他們的藥草、精油和天然原料。

評分

★★★★★

主要特色

Mountain Rose Herb 是友善環境的首選,所有精油皆通過有機認證且價格難以置信的划算,想製作自己的健康或美容保養品時,一切妳需要的有機藥草和原料都能在此購得。他們也贊助集水區保育、瀕危植物保育等各種相關非營利組織。

NOW FOODS

Now Foods 自1968年起投入天然食物和營養補充品生產，以大眾可負擔的價格販售多種高品質健康產品，因而在保健食品業界十分知名。

哪裡買

妳可以從所在地的各種天然食品店或賣場買到 Now Foods 的精油，也可以透過他們的網站（NowFoods.com）、亞馬遜或其他網路商店購得。

評分

★★★☆☆

主要特色

他們的產品隨處可見、容易取得且價格親民，具有多樣化的單方和複方精油可供選擇。

PLANT THERAPY

Plant Therapy 是一間希望「盡人類所能」帶來更多生命正面影響力的精油公司，他們認為以可負擔的價格提供顧客極致的服務和高品質的產品，有助於達成目標。肩負教育世人安全用精油的任務，Plant Therapy 與精油安全專家羅伯特・滴莎蘭德（Robert Tisserand）共同推出一系列專為兒童安全設計的頂級單方和複方精油。他們與滴莎蘭德密切合作，精油產品皆進行感官品質測試後才送至第三方檢驗單位。Plant Therapy 的企業理念建立於家庭價值上，並且持續關心、照顧他們的消費者。

哪裡買

妳可以透過官方網站（PlantTherapy.com）或亞馬遜購買他們的精油。

評分

★★★★★

主要特色

特色產品為羅伯特・滴莎蘭德設計的兒童安全精油系列。Plant Therapy 的精油價格親切、運費適中且服務無可挑剔，他們檢驗每一批次即將販售的精油，下架那些不符合嚴謹品質規範者。最重要的是，他們擁有由專業認證芳療師組成的團隊，可隨時回答妳關於精油安全的提問。

簡易詞彙表

墮胎藥（abortiacient）
能夠誘發流產的物質。

止痛（analgesic）
緩解疼痛。

抗菌（antibacterial）
阻礙細菌繁殖。

抗憂鬱（antidepressant）
協助面對憂鬱及振奮情緒。

抗真菌（antifungal）
預防真菌孳生。

消毒（antiseptic）
預防細菌孳生。

基底油（carrier oil）
用以稀釋精油的中性油（如酪梨油、椰子油、葡萄籽油或橄欖油），富含油脂。

祛風（carminative）
緩解腸胃脹氣、減輕腹絞痛並平撫消化系統。

祛痰（expectorant）
協助清除卡他、痰和黏液。

純露（hydrosol）
一種溫和的藥草浸製液，由植材蒸餾後凝結的水分組成——這些凝結水充滿植物的精華，精油浮於其上。小心移除精油並裝瓶後，仍會有極微量的精油乳化殘存於純露中，因此純露具有藥草完整的療癒特質，製作天然保養和美容配方時，適合取代水分使用。

純的（neat）
使用未經稀釋的精油，不含基底油。

揮發物（volatile）
不穩定且極易蒸發的物質，例如精油。

參考文獻

Buckle, Jane. *Clinical Aromatherapy: Essential Oils in Healthcare.* 3rd ed. St. Louis, MO: Churchill Livingstone, 2014.

Burt, S.A., and R.D. Reinders. "Antibacterial Activity of Selected Plant Essential Oils against Escherichia coli O157:H7." *Letters in Applied Microbiology* 36, no. 3 (2003):162-7. www.ncbi. nlm.nih.gov/pubmed/12581376.

Centers for Disease Control and Prevention. "Ear Infection." *Get Smart: Know When Antibiotics Work in Doctors' Offices.* Last modified January 27, 2017. www.cdc.gov /getsmart/community/for-patients/common -illnesses/ear-infection.html.

Clark, Demetria. *Aromatherapy and Herbal Remedies for Pregnancy, Birth, and Breast- feeding.* Summertown, TN: Healthy Living Publications, 2015.

Clarke, Marge. *Essential Oils and Aromatics.* Amazon Digital Services, 2013.

Docteur Valnet Aromathérapie. "Docteur Valnet: Founder of Modern Aromatherapy." Accessed June 23, 2017. www.docteurvalnet.com /fr/content/6-docteur-valnet.

Environmental Working Group. "Greener School Cleaning Supplies: School Cleaner Test Results." November 3, 2009. www.ewg.org /research/greener-school-cleaning-supplies /school-cleaner-test-results?schoolprod=219.

Fox, Kate. "The Smell Report." Social Issues Research Center. Accessed June 23, 2017. www.sirc.org/publik/smell.pdf.

Gattefossé, René-Maurice. *Gattefossé's Aromather- apy.* 2nd revised ed. Ebury Digital, 2012.

Gatti, G., and R. Cayola. "The Action of Essences on the Nervous System." *Rivista Italiana delle Essenze e Profumi* 5, no.12 (1923): 133.

Grumezescu, Alexandru. *Nutraceuticals.* Cambridge, MA: Academic Press, 2016.

Herbal Academy. "Oats Benefits: Getting to Know Avena Sativa." May 12, 2014. www.theherbalacademy.com /oats-benefits-getting-to-know-avena-sativa.

Inouye, S., T. Takizawa, and H. Yamaguchi. "Antibacterial Activity of Essential Oils and Their Major Constituents Against Respiratory Tract Pathogens by Gaseous Contact." *Journal of Antimicrobial Chemotherapy* 47, no. 5 (May 2001): 565-573. www.academic.oup.com /jac/article/47/5/565/858508/Antibacterial -activity-of-essential-oils-and-their.

Lawless, Julia. *The Encyclopedia of Essential Oils: The Complete Guide to the Use of Aromatic Oils in Aromatherapy, Herbalism, Health & Well- Being.* Newburyport, MA: Conari Press, 2013.

Lillehei A.S., and L.L. Halcon. "A Systematic Review of the Effect of Inhaled Essential Oils on Sleep." *Journal of Alternative and Complementary Medicine* 20, no. 6 (June 2014): 441-451. www.ncbi.nlm.nih.gov/pubmed/24720812.

National Institute for Occupational Safety and Health. "Reproductive Health and the Workplace." April 20, 2017. www.cdc.gov /niosh/topics/repro/solvents.html.

Oils and Plants. "Jean Valnet." Accessed June 23, 2017. www.oilsandplants.com/valnet.htm.

Prabuseenivasan, S., M. Jayakumar, and S. Ignacimuthu. "In Vitro Antibacterial Activity of Some Plant Essential Oils." *BMC Complement Alternative Medicine* 6, no. 39 (November 2006): 196-207. www.ncbi.nlm.nih.gov/pmc/articles /PMC1693916

Price, Shirley. *Aromatherapy Workbook: A Complete Guide to Understanding and Using Essential Oils.* London, UK: Thorsons, 2012. Kindle edition.

Raho, B., and M. Benali. "Antibacterial Activity of the Essential Oils from the Leaves of Eucalyptus globulus against Escherichia coli and Staphylococcus aureus." *Asian Pacific Journal of Tropical Biomedicine* 2, no. 9 (Septempter 2012): 739-742. www.ncbi.nlm.nih .gov/pmc/articles/PMC3609378/

Silva, G., C. Luft, A. Lunardelli, et al. "Antioxidant, Analgesic and Anti-inflammatory Effects of Lavender Essential Oil." *Anais da Academia Brasileira de Ciências* 87, no. 2 (August 2015): 1397-408. www.ncbi.nlm.nih.gov/ pubmed/26247152

Smith, Anne. "Drugs and Breastfeeding." *Breastfeeding Basics*. Last modified September 2015. Accessed June 23, 2017. www.breastfeedingbasics.com/articles /drugs-and-breastfeeding.

Stea, Susanna, Alina Beraudi, and Dalila De Pasquale. "Essential Oils for Complementary Treatment of Surgical Patients: State of the Art." *Evidence-Based Complementary Alternatative Medicine* (2014): 726341. www.ncbi.nlm.nih.gov /pmc/articles/PMC3953654.

Tisserand, Robert. "Gattefossé's Burn." April 22, 2001. www.roberttisserand.com/2011/04 /gattefosses-burn.

Tisserand, Robert, and Rodney Young. *Essential Oil Safety.* 2nd ed. St. Louis, MO: Churchill Livingstone, 2013.

Webb, Becky. "How To Turn a Breech Baby Naturally." *Rooted Blessings*. June 26, 2014. www.rootedblessings.com/how-to-turn -a-breech-baby-naturally

Weir, Kirsten. "Scents and Sensibility." *American Psychological Association* 42, no. 2 (February 2011): 40. www.apa.org/monitor/2011/02 /scents.aspx.

Worwood, Valerie Ann. *Aromatherapy for the Healthy Child.* Novato, CA: New World Library, 2012.

Yavari Kia, P., et al. "The Effect of Lemon Inhalation Aromatherapy on Nausea and Vomiting of Pregnancy: A Double-Blinded, Randomized, Controlled Clinical Trial." *Iranian Red Crescent Medical Journal* 16, no. 3 (March 2014):e14360. doi: 10.5812/ircmj.14360.

全書名詞索引

精油配方索引

關於作者

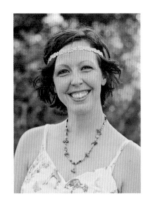

克莉絲汀娜・安西斯（Christina anthis）

是一名嬉皮，也是部落格「嬉皮主婦」（TheHippyHomemaker.com）的作者。體弱多病的她，歷經多年的手術、疼痛和猝睡症困擾，才領悟到生活中的不良飲食和有毒化學物質，正在使她的家庭生病。忍無可忍下，她決定親自負責家人的健康，並開始接受芳香療法和藥草醫學的訓練。當她學到如何改變自己的人生後，也開始在部落格上分享心路歷程，以協助其他人能自主過更健康、更嬉皮的生活。克莉絲汀娜的寫作內容含括關心生態和友善環境的生活方式、芳香療法、藥草醫學、整體健康及自然美。

關於譯者

黃育歆（Vika）

畢業於臺大農業化學所，後取得英國 IFA 及美國 NAHA 芳療師認證。現職為獨立芳療講師，於黛田國際芳療學院、黎明技術學院、芳療家知識學院、青田七六……等單位講授芳療知識及分享實用手作。喜歡閱讀和收集新知，亦廣泛接觸花精、克里昂和靈氣等能量療法，總在理性與感性間碰撞、於科學與靈性間擺盪，沉浸其中以理解療癒並獲得樂趣。

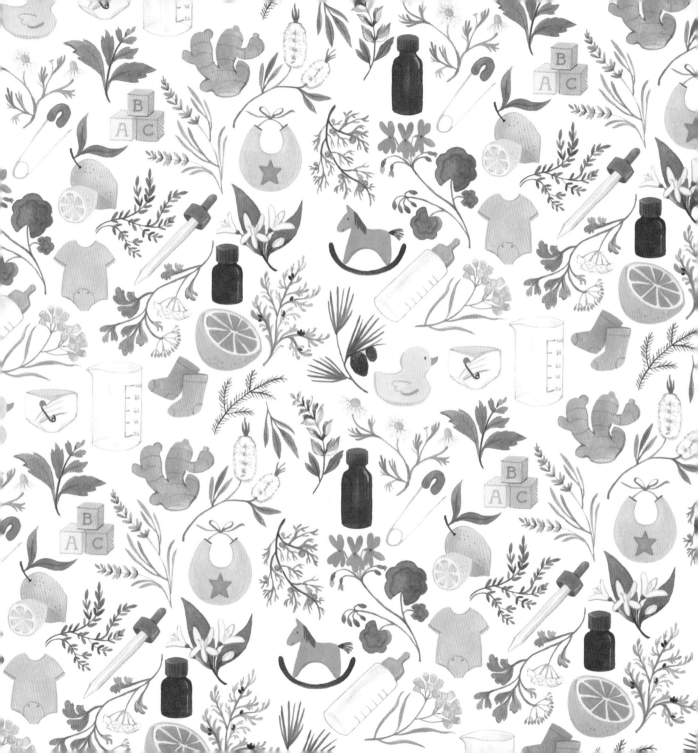

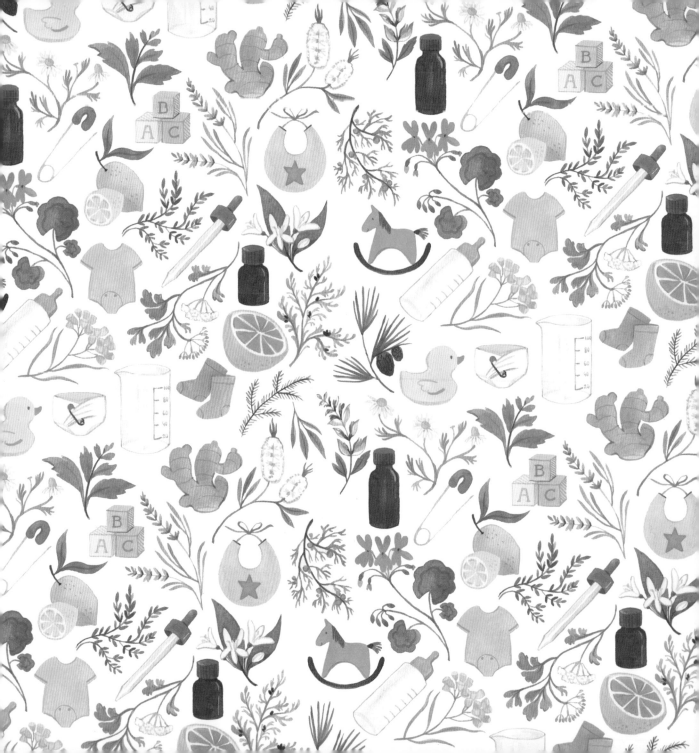